中医文化经典必读丛书

医学三字经

YIXUESANZIJING

（清）陈修园◎著

山西出版传媒集团

山西科学技术出版社

小 引

　　童子入学，塾师先授以《三字经》，欲其便诵也，识途也。学医之始，未定先授何书，如大海茫茫，错认半字罗经，便入牛鬼蛇神之域，余所以有三字经之刻也。前曾托名叶天士，取时俗所推崇者以投时好。然书中之奥旨，悉本圣经，经明而专家之伎可废。谢退谷于注韩书室得缮本，惠书千余言，属归本名，幸有同志。今付梓而从其说，而仍名经而不以为僭者，采集经文，还之先圣，海内诸君子，可因此一字而共知所遵，且可因此一字而不病余之作。

嘉庆九年岁次甲子人日陈念祖自题于南雅堂

凡 例

是书论证治法，悉遵古训，绝无是书前曾托名叶天士，今特收回。

是书论证治法悉遵古训，绝无臆脱浮谈，以时法列于前，仲师法列于后，由浅入深之意也。

坊刻《万病回春》《嵩崖尊生》《古今医统》《东医宝鉴》等书，所列病证不可谓不详，而临时查对，绝少符合。即有合处，亦不应验，盖以逐末而忘其本也。试观《内经》《难经》《伤寒论》《金匮要略》，每证只寥寥数语，何所不包？可知立言贵得其要也。此书如怔忡、头痛、历节诸证，非遗之也。怔忡求之虚痨，头痛有邪求之伤寒，无邪求之眩晕虚痨，历节寻其属风、属湿、属虚而治之，所以寓活法也。

学医始基在于入门。入门正则始终皆正，入门错则始终皆错。此书阐明圣法，为入门之准，不在详备。若得其秘诀，未尝不详备也。有证见于此而治详于彼者，有论此证而彼证合而并论者，有论彼证绝未明言此证，而即为此证之金针者，实无他诀，惟其熟而已。熟则生巧，自有左右逢源之妙。

　　论中所列诸方，第三卷、第四卷俱载弗遗。惟《伤寒论》《金匮要略》方非熟读其文，不能领会。此书偶有阙而未载者，欲人于原文中寻其妙义，阅之即所以引之也。阅者鉴予之苦心焉。

　　方后附论，或采前言，或录一得，视诸书较见简括，阅者自知。

目　录

附 难经

目 录

医学源流第一

医之始，本岐黄　黄，黄帝也；岐，岐伯也。君臣问答，以明经络、脏腑、运气、治疗之原，所以为医之祖。虽《神农本经》在黄帝之前，而神明用药之理，仍始于《内经》也。

灵枢作，素问详　《灵枢》九卷、《素问》九卷，通谓之《内经》。《汉书·艺文志》载《黄帝内经》十八篇是也。医门此书，即业儒之五经也。

难经出，更洋洋 洋洋，盛大也。《难经》八十一章，多阐发《内经》之旨，以补《内经》所未言，即间有与《内经》不合者，其时去古未远，别有考据也。秦越人，号扁鹊，战国人，著《难经》。

越汉季，有南阳 张机，字仲景，居南阳，官长沙，东汉人也。著《伤寒杂病论》《金匮玉函经》。

六经辨，圣道彰 《内经》详于针灸，至伊尹有汤液治病之法，扁鹊、仓公因之。仲师出，而杂病伤寒专以方药为治，其方俱原本于神农、黄帝相传之经方，而集其大成。

《伤寒》著，《金匮》藏　王肯堂谓：《伤寒论》义理如神龙出没，首尾相顾，鳞甲森然。《金匮玉函》，示宝贵秘藏之意也。其方非南阳所自造，乃上古圣人所传之方，所谓经方是也。其药，悉本于《神农本经》。非此方不能治此病，非此药不能成此方，所投必效，如桴鼓之相应。

垂方法，立津梁　仲师，医中之圣人也。儒者，不能舍至圣之书而求道；医者，岂能外仲师之书以治疗。

李唐后，有《千金》　唐·孙思邈，华原人，隐居太白山，著《千金方》《千金翼方》各三十卷。

宋仁宗命高保衡、林亿校正，后列《禁经》二卷，今本分为九十三卷，较《金匮》虽有浮泛偏杂之处，而用意之奇，用药之巧，亦自成一家。

《外台》继，重医林 唐·王焘著《外台秘要》四十卷，分一千一百四门，论宗巢氏，方多秘传，为医门之类书。

后作者，渐浸淫 等而下之，不足观也已。

红紫色，郑卫音 间色乱正，靡音忘倦。

迨东垣，重脾胃 金·李杲，字明之，号东垣老人。生于世宗大定二十年，金亡入元，宪宗元年乃终，年七十二，旧本亦题元人。作《脾胃论》

《辨惑论》《兰室秘藏》。后人附以诸家合刻，有《东垣十书》传世。

温燥行，升清气　如补中益气及升阳散火之法，如苍术、白术、羌活、独活、木香、陈皮、葛根之类，最喜用之。

虽未醇，亦足贵　人谓东垣用药，如韩信将兵，多多益善。然驳杂之处，不可不知。惟以脾胃为重，故亦可取。

若河间，专主火　金·刘完素，字守真，河间人。事迹俱详《金史·方技传》。主火之说，始自河间。

遵之经，断自我　《原病式》十九条，俱本
《内经·至真要大论》，多以火立论，而不能参透经
旨。如火之平气曰升明，火之太过曰赫曦，火之不
及曰伏明，其虚实之辨，若冰炭之反也。

一二方，奇而妥　如六一散、防风通圣散之类，
皆奇而不离于正也。

丹溪出，罕与俦　元·朱震亨，字彦修，号丹
溪，金华人。其立方，视诸家颇高一格。

阴宜补，阳勿浮　《丹溪心法》以补阴为主，
谓阳常有余，阴常不足。诸家俱辨其非，以人得天
地之气以生，有生之气，即是阳气，精血皆其化

生也。

杂病法，四字求 谓气、血、痰、郁是也。一切杂病，只以此四字求之。气用四君子汤，血用四物汤，痰用二陈汤，郁用越鞠丸，参差互用，各尽其妙。

若子和，主攻破 张子和（戴人）书中，所主多大黄、芒硝、牵牛、芫花、大戟、甘遂之类，意在驱邪，邪去则正安，不可畏攻而养病。

病中良，勿太过 子和之法，实证自不可废，然亦宜中病而即止；若太过，则元气随邪气而俱散，挽无及矣。

四大家，声名噪　刘河间、张子和、李东垣、朱丹溪为金元四大家，《张氏医通》之考核不误。

必读书，错名号　李士材《医宗必读·四大家论》，以张为张仲景，误也。仲景为医中之圣，三子岂可与之并论。

明以后，须酌量　言医书充栋汗牛，可以博览之，以广见识，非谓诸家所著皆善本也。

详而备，王肯堂　金坛王宇泰，讳肯堂。著《证治准绳》，虽无所采择，亦医林之备考也。

薛氏按，说骑墙　明·薛己，号立斋，吴县人。著《薛氏医按》十六种，大抵以四君子、六君子、逍遥散、归脾汤、六八味丸主治，语多骑墙。

士材说，守其常　李中梓，号士材，国朝人也。著《医宗必读》《士材三书》。虽曰浅率，却是守常，初学者所不废也。

景岳出，著新方　明·张介宾，字会卿，号景岳，山阴人。著《类经》《质疑录》。全书所用之方，不外新方八阵，其实不足以名方。古圣人明造化之机，探阴阳之本，制出一方，非可以思议及者。若仅以熟地补阴、人参补阳、姜附祛寒、芩连除热，随拈几味，皆可名方，何必定为某方乎？

石顽续，温补乡　张璐，字路玉，号石顽，国朝人。著《医通》，立论多本景岳，以温补为主。

献可论，合二张　明·宁波赵献可，号养葵。
著《医贯》。大旨重于命门，与张石顽、张景岳之法
相同。

诊脉法，濒湖昂　明·李时珍，字东璧，号濒
湖。著《本草纲目》五十二卷，杂收诸说，反乱
《神农本经》之旨。卷末刻《脉学》颇佳，今医多
宗之。

数子者，各一长　知其所长，择而从之。

揆诸古，亦荒唐　理不本于《内经》，法未熟乎
仲景，纵有偶中，亦非不易矩矱。

长沙室，尚彷徨　数子虽曰私淑长沙，升堂有人，而入室者少矣！

惟韵伯，能宪章　慈溪柯琴，字韵伯，国朝人。著《伤寒论注》《论翼》，大有功于仲景，而《内经》之旨，赖之以彰。

徐尤著，本喻昌　徐彬，号忠可；尤怡，号在泾。二公《金匮》之注，俱本喻嘉言。考嘉言名昌，江西南昌人。崇祯中以选举入都，卒无所就。遂专务于医，著《尚论篇》，主张太过，而《医门法律》颇能阐发《金匮》之秘旨。

大作者，推钱塘　张志聪，号隐庵；高世栻，号士宗。俱浙江钱塘人也。国朝康熙间，二公同时学医，与时不合，遂闭门著书，以为传道之计。所注《内经》《本草经》《伤寒论》《金匮》等书，各出手眼，以发前人所未发，为汉后第一书。今医畏其难，而不敢谈及。

取法上，得慈航 取法乎上，仅得其中。切不可以《医方集解》《本草备要》《医宗必读》《万病回春》《本草纲目》《东医宝鉴》《冯氏锦囊》《景岳全书》《薛氏医按》等书，为捷径也。今之医辈，于此书并未寓目，止取数十种庸陋之方，冀图幸中，更不足论也。

中风第二

人百病，首中风　《内经》云：风为百病之长也。昔医云：中脏多滞九窍，有唇缓、失音、耳聋、目瞀、鼻塞、便难之症；中腑多着四肢；中经则口眼歪斜；中血脉则半身不遂。

骤然得，八方通　中风病骤然昏倒，不省人事，或痰涌、瘈瘲、偏枯等症。八方者，谓东、西、南、北、东北、西北、东南、西南也。

闭与脱，大不同 风善行而数变，其所以变者，亦因人之脏腑寒热为转移。其人脏腑素有郁热，则风乘火势，火借风威，而风为热风矣。其人脏腑本属虚寒，则风水相遭，寒冰彻骨，而风为寒风矣。热风多见闭症，宜疏通为先；寒风多见脱症，宜温补为急。

开邪闭，续命雄 小续命汤，风症之雄师也。依六经见症加减治之，专主驱邪。闭者宜开，或开其表，如续命汤是也；或开其里，如三化汤是也；或开其壅滞之痰，如稀涎散、涤痰汤是也。

固气脱，参附功 脱者宜固，参附汤固守肾气，术附汤固守脾气，芪附汤固守卫气，归附汤固守营气。先固其气，次治其风。若三生饮一两，加人参一两，则为标本并治之法。正虚邪盛，必遵此法。

顾其名，思其义 名之曰风，明言八方之风也；名之曰中，明言风自外入也。后人议论穿凿，俱不可从。

若舍风，非其治 既名中风，则不可舍风而别治也。

火气痰，三子备 刘河间举五志过极，动火而卒中，皆因热甚，故主乎火。大法：用防风通圣散之类；亦有引火归源，如地黄饮子之类。李东垣以元气不足而邪凑之，令人猝倒如风状，故主乎气虚。大法：补中益气汤加减。朱丹溪以东南气温多湿，有病风者，非风也；由湿生痰，痰生热，热生风，故主乎湿。大法：以二陈汤加苍术、白术、竹沥、姜汁之类。

不为中，名为类　中者，自外而入于内也。此三者，既非外来之风，则不可仍名为中，时贤名为类中风。

合而言，小家伎　虞天民云：古人论中风，言其症也。三子论中风，言其因也。盖因气、因湿、因火，挟风而作，何尝有真中、类中之分。

喑喎斜，昏仆地　喑者，不能言也。歪斜者，口眼不正也。昏仆地者，不省人事，猝倒于地也。口开、目合，或上视、撒手、遗尿、鼾睡、汗出如油者，不治。

急救先，柔润次　柔润息风，为治中风之秘法。喻嘉言加味六君子汤、资寿解语汤甚妙。

填窍方，宗《金匮》　《内经》云：邪害空窍。《金匮》中有侯氏黑散、风引汤，祛风之中，兼填空窍。空窍满，则内而旧邪不能容，外而新风不复入矣。喻嘉言曰：仲景取药积腹中不下，填窍以息风。后人不知此义，每欲开窍以出其风。究竟窍

空而风愈炽，长此安穷哉？三化汤、愈风汤、大秦
艽汤，皆出《机要方》中，云是通真子所撰，不知
其姓名。然则无名下士，煽乱后人见闻，非所谓一
盲引众盲耶。

虚痨第三

虚痨病，从何起　咳嗽、吐血、五心烦热、目花、耳鸣、口烂、鼻干、气急、食不知味、羸瘦、惊悸、梦遗、往来寒热、怠惰、嗜卧、疲倦、骨蒸、不寐、女子不月等症，皆成痨病。

七情伤，上损是　扁鹊谓：损其阳自上而下，一损肺、二损心、三损胃，过于胃则不可治。其说本于《内经》：二阳之病，发心脾，有不得隐曲，为女子不月。

【按】心脾上也，至不得隐曲，女子不月，则上极而下矣。

归脾汤，二阳旨 即《内经》二阳之病发心脾之旨也。此方为养神法，六味丸为补精法，高鼓峰并用之。

下损由，房帏迩 扁鹊谓：损其阴自下而上，一损肾、二损肝、三损脾，过于脾则不可治。其说本于《内经》：五脏主藏精也，不可伤，伤则失守而无气，无气则死矣。

【按】精生于五脏而统司于肾，如色欲过度，则积伤而下损；至于失守无气，则下极而上矣。

伤元阳，亏肾水　肾气，即元阳也。元阳伤，为困倦、食少、便溏、腰痛、阳痿等症。肾水，即元阴也。元阴亏，为蒸热、咳嗽、吐血、便血、遗精、喉痛、口疮、齿牙浮动等症。

肾水亏，六味拟　六味地黄丸为补肾水之主方，景岳左归饮、左归丸亦妙。推之三才汤、八仙长寿丸、都气丸、天王补心丹，皆可因症互服。

元阳伤，八味使　崔氏肾气丸，后人为八味地黄丸。立方之意，原为暖肾逐水，非补养元气。明·薛立斋及赵养葵始用以温补命火，时医遂奉为温补肾命之主方。景岳右归饮、右归丸皆本诸此。如火未大衰者，以还少丹代之；阳虚极者，宜近效白术汤。

各医书，伎止此 苦寒败胃及辛热耗阴，固无论已。即六味、归脾，何尝非流俗之套法。

甘药调，回生理 扁鹊云：针药莫治者，调以甘药。仲景因之。喻嘉言曰：寿命之本，积精自刚；然精生于谷，谷入少则不能生血，血少则不能化精。《内经》云：精不足者，补之以味。味者，五谷之味也，补以味而节其劳，则积贮渐富，大命不倾也。

建中汤，《金匮》轨 小建中汤及加黄芪、加人参、加当归、加白术等汤，皆急建其中气，俾饮食增而津液旺，以至充血生精，而复其真阴之不足。但用稼穑作甘之本味，而酸、辛、苦、咸其所不用，盖舍此别无良法也。

【按】炙甘草汤即此汤化为润剂，喻氏清燥汤即此汤化为凉剂。

薯蓣丸，风气弭 《金匮》薯蓣丸。自注云：治虚痨诸不足，风气百疾。

䗪虫丸，干血已 《金匮》大黄䗪虫丸。自注：治五痨诸伤，内有干血，肌肤甲错。

二神方 能起死 尤在泾云：风气不去，则足以贼正气而生长不荣，以薯蓣丸为要方。干血不去，则足以留新血而灌溉不周，以䗪虫丸为上剂。今之医辈，能梦见此二方否？

咳嗽第四

气上呛，咳嗽生 《内经》云：五脏六腑皆令人咳，不独肺也。然肺为气之市，诸气上逆于肺，则呛而咳。是咳嗽不止于肺，而亦不离于肺也。

肺最重，胃非轻 《内经》虽分五脏诸咳，而所尤重者，在聚于胃关于肺六字。盖胃中水谷之气，不能如雾上蒸于肺，而转溉诸脏，只是留积于胃中，随热气而化为痰，随寒气而化为饮。胃中既为痰饮所滞，则输肺之气亦必不清，而为诸咳之患矣。

肺如钟，撞则鸣 肺为脏腑之华盖，呼之则虚，吸之则满。只受得本然之正气，受不得外来之客气。客气干之，则呛而咳矣。亦只受得脏腑之清气，受不得脏腑之病气。病气干之，亦呛而咳矣。肺体属金，譬若钟然，一外一内，皆所以撞之使鸣也。

风寒入，外撞鸣 经云：微寒微咳。可见咳嗽多因于风寒也。风从皮毛而入于肺，寒从背俞而入于肺，皆主乎外也。后注虽言热、言湿、言燥，令不自行，亦必假风寒以为之帅也。

痨损积，内撞鸣 痨伤、咳嗽，主乎内也。二者不治，至于咳嗽失音，是金破不鸣矣。

谁治外，六安行 六安煎虽无深义，却亦平稳。然外感诸咳，当辨风热、风燥二症。如冬时先伤非节之暖，复加风寒外遏，以致咳嗽、痰结、咽肿、身重、自汗、脉浮者，风热也，宜葳蕤汤辛润之剂，切勿辛热发散。而风燥一症，辨治尤难。盖燥为秋气，令不独行，必假风寒之威，而令乃振，咳乃发也。《内经》只言秋伤于湿，何也？以长夏受湿土郁蒸之气，随秋令收敛，伏于肺胃之间，直待秋深燥令大行，与湿不能相容，至冬而为咳嗽也。此症有肺燥、胃湿两难分解之势，唯《千金》麦门冬汤、五味子汤独得其秘，后人以敛散不分，燥润杂出弃之，昧之甚也。

谁治内，虚痨程　宜于"虚痨门"择其对症之方。审是房劳伤精，则补精；审是思郁伤脾，则养神。

挟水气，小龙平　柯韵伯治咳嗽，不论冬夏，不拘浅深，但是寒嗽，俱用小青龙汤多效。方中祛风散寒，解肌逐水，利肺暖肾，除痰定喘，攘外安内，各尽其妙。盖以肺家沉寒痼冷，非麻黄大将不能捣其巢穴，群药安能奏效哉。

兼郁火，小柴清　寒热往来咳嗽者，宜去人参、大枣、生姜，加干姜、五味治之。

姜细味，一齐烹　《金匮》治痰饮咳嗽，不外小青龙汤加减。方中诸味皆可去取，唯细辛、干姜、五味不肯轻去。即面热如醉，加大黄以清胃热，及加石膏、杏仁之类，总不去此三味，学者不可不深思其故也。徐忠可《金匮辨注》有论。

长沙法，细而精　《金匮》痰饮咳嗽治法，宜熟读之。

疟疾第五

疟为病，属少阳 少阳为半表半里，邪居其界。入与阴争则寒，出与阳争则热。争则病作，息则病止，止后其邪仍据于少阳之经。

寒与热，若回翔 寒热必应期而至。

日一发，亦无伤 邪浅则一日一作，邪深则二日一作。

三日作，势猖狂 疟三日一作，时医名三阴疟，留连难愈。

治之法，小柴方 以小柴胡汤为主。初起，俗忌人参，姑从俗而去之，加青皮一钱。

热偏盛，加清凉 小柴胡汤加知母、花粉、石膏、黄连之类，随宜择用。

寒偏重，加桂姜 加干姜、桂枝，甚者附子、肉桂。

邪气盛，去参良 身热者，小柴胡汤，去人参、加桂枝一钱。服后食热粥，温覆取微汗。

常山入，力倍强 小柴胡汤，加常山二三钱。俗云：邪未净，不可用常山以截之。不知常山非截邪之品，乃驱邪外出之品。仲景用其苗，名曰蜀漆。

大虚者，独参汤　虚人久疟不愈，以人参一两、生姜五钱，水煎，五更服极效。实者，以白术一两代之；热多者，以当归代之。

单寒牝，理中匡　单寒无热，名曰牝疟，宜附子理中汤，加柴胡治之。

单热瘅，白虎详　单热无寒，名曰瘅疟；或先热后寒，名曰热疟，俱宜以白虎汤，加桂枝治之。时医以六味汤加柴胡、芍药治之。

法外法，辨微茫　以上皆前医之成法。更法外有法，不可不辨而治之。

消阴翳，制阳光　热之不热，是无火也；益火之源，以消阴翳。寒之不寒，是无水也；壮水之主，以制阳光。

太仆注，慎勿忘　王太仆消阴制阳等注，千古不刊之论。赵养葵遵之，以八味丸益火之源，六味丸壮水之主，久疟多以此法收功。

痢症第六

湿热伤，赤白痢　王损庵论痢，专主湿热。其症里急后重，腹痛，欲便不便，脓血秽浊，或白或赤，或赤白相半。

热胜湿，赤痢渍　胃为多气多血之海。热，阳邪也。热胜于湿，则伤胃之血分而为赤痢。

湿胜热，白痢坠　湿，阴邪也。湿胜于热，则伤胃之气分而为白痢。赤白相半，则为气血两伤。

调行箴，须切记 行血，则脓血自愈。调气，则后重自除。此四句为治初痢之格言，须切记之。

芍药汤，热盛饵 芍药汤调气行血，虽为初痢之总方，究竟宜于热症。

平胃加，寒湿起 寒湿泻痢初起者，以平胃散，加干姜、泽泻、猪苓、木香治之。久而不愈，送下香连丸。

热不休，死不治 方书云：痢症发热，不休者，不治。

痢门方，皆所忌 凡痢症初起即发热，非肌表有邪，即经络不和，温散而调营卫，外邪一解，痢亦松去。若概以为热，开手即用痢门套方，多有陷入变剧者。

桂葛投，鼓邪出 时医有发汗之戒，以其无外证而妄汗之也。若头痛、发热、恶寒，有汗宜用桂枝汤法，无汗宜用葛根汤法，鼓邪外出，然后治其痢。

外疏通，内畅遂 此二句是解所以发汗之故也。张飞畴云：当归四逆汤治痢极效。若发热而呕者，小柴胡汤、葛根黄连黄芩甘草汤。口渴下重者，白头翁汤如神。

嘉言书，独得秘 喻嘉言《医门法律》中，议论甚见透彻。

《寓意》存　补《金匮》　　喻嘉言《寓意草》中，如麻黄附子细辛汤及人参败毒散等案，却能补《金匮》所未及。

心腹痛胸痹第七

心胃疼，有九种　真心痛不治。今所云心痛者，皆心胞络及胃脘痛也。共有九种，宜细辨之。

辨虚实，明轻重　虚者喜按，得食则止，脉无力。实者拒按，得食愈痛，脉有力。二症各有轻重。

痛不通，气血壅　痛则不通，气血壅滞也。

通不痛，调和奉　通则不痛，气血调和也。高士宗云：通之之法，各有不同。调气以和血，调血以和气，通也。上逆者使之下行，中结者使之旁达，亦通也。虚者助之使通，寒者温之使通，无非通之之法也。若必以下泄为通，则妄矣。

一虫痛，乌梅丸　虫痛，时痛时止，唇舌上有白花点，得食愈痛。虫为厥阴风木之化，宜乌梅丸。

二注痛，苏合研　入山林古庙及见非常之物，脉乍大乍小，两手若出两人，宜苏合丸，研而灌之。

三气痛，香苏专　因大怒及七情之气作痛，宜香苏饮，加元胡索二钱，七气汤亦妙。又方，用百合一两、乌药三钱，水煎服。

四血痛，失笑先　瘀血作痛，痛如刀割，或有积块，脉涩，大便黑，宜桃仁承气汤、失笑散。

五悸痛，妙香诠 悸痛，即虚痛也。痛有作止，喜按，得食稍止，脉虚弱，宜妙香散或理中汤，加肉桂、木香主之。

六食痛，平胃煎 食积而痛，嗳腐吞酸，其痛有一条扛起者，宜平胃散，加山楂、谷芽主之，伤酒，再加葛根三钱、砂仁一钱。然新伤吐之、久伤下之为正法。

七饮痛，二陈咽 停饮作痛，时吐清水，或胁下有水声，宜二陈汤，加白术、泽泻主之。甚者，十枣汤之类亦可暂服。

八冷痛，理中全　冷痛：身凉、脉细、口中和，
宜理中汤，加附子、肉桂主之。兼呕者，吴茱萸汤
主之。

九热痛，金铃痊　热痛：身热、脉数、口中热，
宜金铃子、元胡索各二两，研末，黄酒送下二钱。
名金铃子散，甚效。如热甚者，用黄连、栀子之类，
入生姜汁治之。

腹中痛，照诸篇　脐上属太阴，中脐属少阴，
脐下属厥阴，两胁属少阳、厥阴之交界地面，宜分
治之。然其大意与上相同。

《金匮》法，可回天　《金匮要略》中诸议论，

皆死症求生之法。

诸方论，要拳拳 《中庸》云：得一善则拳拳服膺，而弗失之矣。腹满痛而下利者，虚也。吐泻而痛，太阴证也，宜理中汤；雷鸣、切痛、呕吐者，寒气也，宜附子粳米汤。此以下利而知其虚也。胸满痛而大便闭者，实也。闭痛而不发热者，宜厚朴三物汤专攻其里；闭痛而兼发热者，宜厚朴七物汤兼通表里；闭痛、发热、痛连胁下、脉紧弦者，宜大黄附子汤温下并行，此以便闭而知其实也。若绕脐疼痛，名寒疝，乌头煎之峻，不敢遽用，而当归生姜羊肉汤之妙，更不可不讲也。

又胸痹，非偶然　胸膺之上，人身之太空也。宗气积于此，非偶然也。

薤白酒，妙转旋　栝蒌薤白白酒汤或加半夏或加枳实、薤白桂枝汤之类，皆转旋妙用。

虚寒者，建中填　心胸大寒，痛呕不能饮食，寒气上冲，有头足，不可触近，宜大建中汤主之。上中二焦，为寒邪所痹，故以参姜启上焦之阳，合饴糖以建立中气，而又加椒性之下行，降逆上之气，复下焦之阳，为补药主方。

隔食反胃第八

隔食病，津液干　方书名膈者，以病在膈上是也。又名隔者，以食物不下而阻隔也。津液干枯为隔食病源。

胃脘闭，谷食难　胃脘干枯闭小，水饮可行，食物难下。

时贤法，左归餐　赵养葵用大剂六味汤主之。高鼓峰仿赵养葵之法以六味加生地、当归主之。杨乘六用左归饮去茯苓，加当归、生地。以左归饮中有甘草引入阳明，开展胃阴。去茯苓者，恐其旁流入坎，不如专顾阳明之速效也。

胃阴展，贲门宽　如膏如脂，叠积胃底，即胃阴也。久隔之人，则胃阴亡矣。高鼓峰云：治隔一阳明尽之，阳明者胃也。但使胃阴充拓，在上之贲门宽展，则食物入；在下之幽门、阑门滋润，则二便不闭，而隔症愈矣。

启膈饮，理一般　启膈饮亦是和胃养阴之意。但此方泄肺气之郁，彼方救肾水之枯，一阴一阳，宜择用之。

推至理，冲脉干　张石顽云：膈咽之间，交通之气不得降者，皆冲脉上行，逆气所作也。

大半夏，加蜜安　冲脉不治，取之阳明。仲景以半夏降冲脉之逆，即以白蜜润阳明之燥，加人参以生既亡之津液，用甘澜水以降逆上之水液。古圣之经方，惟仲景知用之。

金匮秘，仔细看　《金匮》明明用半夏，后人诸书，皆以半夏为戒。毁圣之说，倡自何人？君子恶之！

若反胃，实可叹　食得入而良；入反出，名为反胃。

朝暮吐，分别看 朝食暮吐，暮食朝吐，与隔食症宜分别而药之。

乏火化，属虚寒 王太仆云：食不得入，是有火也。食入反出，是无火也。此症属中焦、下焦火衰无疑。

吴萸饮，独附丸 妙在吴萸镇厥阴逆气，配入甘温，令震坤合德，土木不害。生附子以百沸汤俟温，浸去盐，日换汤三次。三日外去皮，放地上，四面以砖围，外以炭火烧一时，则附子尽裂，乘热投以姜汁，又如法制之。大抵一斤附子配一斤姜汁，以姜汁干为度，研末蜜丸。以粟米稀粥，送下二钱。

六君类，俱神丹　六君子汤加姜附及附子理中汤之类。

气喘第九

喘促症，治分门　气急而上奔，宜分别而治之。

鲁莽辈，只贞元　贞元饮是治血虚而气无所附，以此饮济之、缓之。方中熟地、当归之润，所以济之。甘草之甘，所以缓之。常服调养之剂，非急救之剂也。今医遇元气欲脱上奔之症，每用此饮以速其危，良可浩叹！

阴霾盛，龙雷奔　喘症多属饮病。饮为阴邪，非离照当空，群阴焉能退避。若地黄之类，附和其阴，则阴霾冲逆肆空，饮邪滔天莫救，而龙雷之火，愈因以奔腾矣。

实喘者，痰饮援　喘症之实者，风寒不解，有痰饮而为之援，则咳嗽甚而喘症作矣。

葶苈饮，十枣汤　肺气实而气路闭塞为喘者，以葶苈大枣泻肺汤主之。咳嗽气喘，心下停饮，两胁满痛者，以十枣汤主之。

青龙辈，撤其藩　此方解表，兼能利水，治内外合邪，以两撤之。

虚喘者，补而温　虚喘气促，不能接续，脉虚细无力，温补二字宜串看。有以温为补者，有以补为温者，切不可走于贞元一路，留滞痰涩也。

桂苓类，肾气论　仲景云：气短有微饮者，宜从小便去之，桂苓术甘汤主之，肾气丸亦主之。

平冲逆，泄奔豚　冲气上逆，宜小半夏加茯苓汤以降之。奔豚症初起，脐下动气，久则上逆冲心，宜茯苓桂枝甘草大枣汤以安之。

真武剂，治其源　经云：其标在肺，其本在肾。真武汤为治喘之源也。

金水母，主诸坤　肺属金而主上，肾属水而主下，虚喘为天水不交之危候，治病当求其本。须知天水一气，而位乎天水之中者，坤土也。况乎土为金母，金为水母，危笃之症，必以脾胃为主。

六君子，妙难言 六君子汤加五味、干姜、北细辛，为治喘神剂。面肿加杏仁；面热如醉加大黄。此法时师闻之，莫不惊骇，能读《金匮》者，始知予言之不谬也。

他标剂，忘本根 唯黑锡丹镇纳元气，为喘症必用之剂。此外如苏子降气汤、定喘汤及沉香黑铅之类，皆是害人之剂。

血症第十

血之道，化中焦　经曰：中焦受气取汁，变化而赤，是谓血。

本冲任，中溉浇　血之流溢，半随冲任而行于经络。

温肌腠，外逍遥　血之流溢，半散于脉外而充肌腠皮毛。

六淫逼，经道摇　六淫者，风、寒、暑、湿、燥、火也。经，常也。道，路也。言血所常行之路也，外邪伤之则摇动。

宜表散，麻芍条　外伤宜表散。东垣治一人内蕴虚热，外感大寒而吐血。法仲景麻黄汤加补剂，名麻黄人参芍药汤，一服而愈。

七情病，溢如潮　七情者，喜、怒、哀、惧、爱、恶欲也。七情之动，出于五志。医书恒谓五脏各有火，五志激之则火动，火动则血随火而溢。然五志受伤既久，则火为虚火，宜以甘温之法治之。

引导法，草姜调　甘草干姜汤，如神，或加五味子二钱。火盛者，加干桑皮三钱、小麦一两。时医因归脾汤有引血归脾之说，谓引血归脾即是归经。试问脾有多大，能容离经之血成斗成盆，尽返而归于内而不裂破乎？市医固无论矣，而以名医自负者，亦蹈此弊，实可痛恨！

温摄法，理中超　理中汤，加木香、当归煎服。凡吐血服凉药及滋润益甚，外有寒冷之象者，是阳虚阴走也，必用此方。血得暖则循行经络矣。此法出《仁斋直指》。

凉泻法，令瘀消　火势盛，脉洪有力，寒凉之剂原不可废。但今人于血症每用藕节、黑栀、白芨、旧墨之类以止涩之，致留瘀不散，以为咳嗽虚痨之基。《金匮》泻心汤，大黄倍于芩连，为寒以行瘀法。柏叶汤治吐不止，为温以行瘀法。二方为一温一寒之对子。

赤豆散，下血标　粪前下血为近血，《金匮》用当归赤小豆散。

若黄土，实翘翘　粪后下血为远血，《金匮》用黄土汤。

一切血，此方饶　黄土汤，不独粪后下血方也。凡吐血、衄血、大便血、小便血、妇人血崩及血痢久不止，可以统治之。以此方暖中宫土脏，又以寒热之品互佐之，步步合法也。五脏有血，六腑无血。

观剖诸兽腹心下夹脊，包络中多血，肝内多血，心、脾、肺、肾中各有血，六腑无血。近时以吐血多者，谓为吐胃血，皆耳食昔医之误，凡吐五脏血必死。若吐血、衄血、下血，皆是经络散行之血也。

水肿第十一

水肿病，有阴阳　肿，皮肤肿大。初起目下有形如卧蚕，后渐及于一身，按之即起为水肿，按之陷而不起为气肿。景岳以即起为气，不起为水，究之气行水即行，水滞气亦滞，可以分可以不必分也。只以阴水，阳水为分别。

便清利，阴水殃　小便自利，口不渴属寒，名为阴水。

便短缩，阳水伤　小便短缩，口渴属热，名为阳水。

五皮饮，元化方　以皮治皮，不伤中气。方出华元化《中藏经》。

阳水盛，加通防　五皮饮加木通、防己、赤小豆之类。

阴水盛，加桂姜　五皮饮加干姜、肉桂、附子之类。

知实肿，萝枳商　知者，真知其病情，而无两可之见。壮年肿病骤起脉实者，加萝卜子、枳实之类。

知虚肿，参术良　老弱病久，肿渐成，脉虚者，加人参、白术之类。

兼喘促，真武汤　肿甚、小便不利、气喘、尺脉虚者，宜真武汤暖土行水。间用桂苓甘术汤化太阳之气，守服十余剂；继用导水茯苓汤二剂愈。今人只重加味肾气丸，而不知其补助阴气，反益水邪，不可轻服也。

从俗好，别低昂　以上诸法，皆从俗也。然从俗中而不逾先民之矩矱，亦可以救人。

五水辨，《金匮》详　病有从外感而成者，名风水。病从外感而成，其邪已渗入于皮，不在表而在里者名皮水。病有不因于风，由三阴结而成水者，名正水。病有阴邪多而沉于下者，名石水。病有因风因水伤心郁热，名黄汗。《金匮》最详，熟读全书，自得其旨，否则鲁莽误事耳。药方中精义颇详，宜细玩之。

补天手，十二方 越婢汤、防己茯苓汤、越婢加白术汤、甘草麻黄汤、麻黄附子汤、杏子汤、蒲灰散、芪芍桂酒汤、桂枝加黄芪汤、桂甘姜枣麻辛附子汤、枳术汤、附方《外台》防己黄芪汤。

肩斯道，勿炎凉 群言淆乱衷于圣，以斯道为己任，勿与世为浮沉，余有厚望焉。

胀满蛊胀第十二水肿参看

胀为病，辨实虚　胀者，胀之于内也。虚胀误攻则坏，实胀误补则增。

气骤滞，七气疏　七气汤能疏通滞气。

满拒按，七物祛　腹满拒按，宜《金匮》厚朴七物汤，即桂枝汤、小承气汤合用，以两解表里之实邪也。

胀闭痛，三物锄　腹满而痛，若大便实者，宜

《金匮》厚朴三物汤，行气中兼荡实法，以锄其病根。

以上言实胀之治法。

若虚胀，且踌躇　仔细诊视，勿轻下药。

中央健，四旁如　喻嘉言云：执中央以运四旁，千古格言。

参竺典，大地舆　土木无忤则为复，《佛经》以风轮主持大地。余于此悟到治胀之源头。

单腹胀，实难除　四肢不肿而腹大如鼓。

山风卦，指南车　《周易》卦象，山风蛊。

《易》中旨，费居诸

暑症第十三

伤暑症，动静商　夏月伤暑分动静者，说本东垣。

动而得，热为殃　得于长途赤日，身热如焚，面垢体倦，口渴，脉洪而弱。

六一散，白虎汤　六一散治一切暑症。白虎汤加人参者，以大汗不止，暑伤元气也；加苍术者，治身热足冷，以暑必挟湿也。

静而得，起贪凉　处于高厦深室，畏热贪凉，受阴暑之气。

恶寒象，热逾常　恶寒与伤寒同，而发热较伤寒倍盛。

心烦辨，切莫忘　虽同伤寒，而心烦以别之；且伤寒脉盛，伤暑脉虚。

香薷饮，有专长　香薷发汗利水，为暑症之专药也。有谓，夏月不可用香薷，则香薷将用于何时也？

大顺散，从症方　此治暑天畏热贪凉成病，非治暑也。此舍时从症之方。

生脉散，久服康　此夏月常服之剂，非治病方也。

东垣法，防气伤　暑伤元气，药宜从补，东垣清暑益气汤颇超。

杂说起，道弗彰　以上皆诸家之臆说。而先圣之道，反为之晦，若行道人，不可不熟记之，以资顾问。

若精蕴，祖仲师　仲景《伤寒论》《金匮要略·痉湿暍篇》，字字皆精义奥蕴。

太阳病，旨在兹　仲师谓太阳中暍，太阳二字，大眼目也。因人俱认为热邪，故提出太阳二字以暍醒之，寒暑皆为外邪。中于阳而阳气盛，则寒亦为热；中于阳而阳气虚，则暑亦为寒。若中于阴，无分寒暑，皆为阴症。如酷暑炎热，并无寒邪，反多阴症。总之，邪之中人，随人身之六气、阴阳、虚实而旋转变化，非必伤寒为阴，中暑为阳也。

经脉辨，标本歧　师云：太阳中暍发热者，病太阳而得标阳之气也。恶寒者，病太阳而得本寒之气也。身重而疼痛者，病太阳通体之经也。脉弦、细、芤、迟者，病太阳通体之脉也。小便已洒洒然毛耸、手足逆冷者，病太阳本寒之气不得阳热之化也。小有劳身即热、口开、前板齿燥者，病太阳标阳之化不得阴液之滋也。此太阳中暍，标本经脉皆病。治当助其标本，益其经脉；若妄施汗下温针，则误矣。

临症辨，法外思　【愚按】借用麻杏石甘汤治中暑头痛、汗出、气喘、口渴之外症，黄连阿胶鸡子黄汤治心烦不得卧之内症，至柴胡、栀子、承气等汤，俱可取用。师云：渴者与猪苓汤。又云：瘀热在里，用麻连翘豆汤，育阴利湿，俱从小便而出。此法外之法，神而明之，存乎其人焉。

方两出，大神奇　暑之中人，随人之阴阳、虚实为旋转变化。如阳脏多火，暑即寓于火之中，为汗出而烦渴，师有白虎加人参之法。如阴脏多湿，暑即伏于湿之内，为身热、疼重、脉微弱，师以夏月伤冷水，水行皮肤所致，指暑病以湿为病，治以一物瓜蒂汤，令水去而湿无所依，而亦解也。

泄泻第十四

湿气胜，五泻成　　《书》云：湿成五泄。

胃苓散，厥功宏　　胃苓散暖脾、平胃、利水，为泄泻之要方。

湿而冷，萸附行　　胃苓散加吴茱萸、附子之类，腹痛，加木香。

湿而热，连芩程　　胃苓散加黄芩、黄连，热甚，去桂枝加葛根。

　　湿挟积，曲楂迎　食积，加山楂、神曲；酒积，加葛根。

　　虚兼湿，参附芩　胃苓散加人参、附子之类。

　　脾肾泻，近天明　五鼓以后泻者，肾虚也。泻有定时者，土主信，脾虚也。故名脾肾泻，难治。

　　四神服，勿纷更　四神丸加白术、人参、干姜、附子、茯苓、罂粟壳之类为丸，久服方效。

　　恒法外，《内经》精　照此法治而不愈者，宜求之《内经》。

　　肠脏说，得其情　肠热脏寒，肠寒脏热。《内经》精义，张石顽颇得其解。

泻心类，特丁宁 诸泻心汤张石顽俱借来治泻，与《内经》之旨颇合。详载《医学从众录》。

眩晕第十五

眩晕症，皆属肝　《内经》云：诸风掉眩，皆属于肝。

肝风木，相火干　厥阴为风木之脏，厥阴风木为少阳相火所居。

风火动，两动抟　风与火皆属阳而主动，两动相抟，则为旋转。

头旋转，眼纷繁　此二句，写眩晕之象也。

虚痰火，各分观 仲景主痰饮。丹溪宗河间之说，谓无痰不眩，无火不晕。《内经》云：精虚则眩。又云：肾虚则头重高摇，髓海不足则脑转耳鸣。诸说不同如此。

究其指，总一般 究其殊途同归之旨，木动则生风，风生而火发，故河间以风火立论也。风生必挟木势而克土，土病则聚液而成痰，故仲景以痰饮立论、丹溪以痰火立论也。究之肾为肝母，肾主藏精，精虚则脑空，脑空则旋转而耳鸣，故《内经》以精虚及髓海不足立论也。言虚者言其病根，言实者言其病象，其实一以贯之也。

痰火亢，**大黄安**　寸脉滑，按之益坚者，为上实。丹溪用大黄一味，酒炒三遍为末，茶调下一二钱。

上虚甚，**鹿茸餐**　寸脉大，按之即散者，为上虚，宜鹿茸酒。鹿茸生于头，取其以类相从，且入督脉而通于脑。每用半两酒煎去滓，入麝香少许服。或用补中益气汤及芪术膏之类。此症如钩藤、天麻、菊花之类，俱可为使。

欲下取，**求其端**　端，头也，谓寻到源头也。欲荣其上，必灌其根，古人有上病下取法。

左归饮，**正元丹**　左归饮加肉苁蓉、川芎、细辛甚效，正元丹亦妙。

呕哕吐第十六 呃逆附

呕吐哕,皆属胃 呕字从沤,沤者水也,口中出水而无食也。吐字从土,土者食也,口中吐食而无水也。呕吐者,水与食并出也。哕者,口中有秽味也,又谓之干呕,口中有秽味,未有不干呕也。呃逆者,气冲有声,声短而频也。其病皆属于胃。

二陈加,时医贵 二陈汤倍生姜,安胃降逆药也。寒加丁香、砂仁;若热,加黄连、鲜竹茹、石斛之类。

玉函经，难仿佛　寒热攻补，一定不移。

小柴胡，少阳谓　寒热往来而呕者，属少阳也。

吴茱萸，平酸味　吴茱萸汤治阳明食谷欲呕者，又治少阴症吐利、手足逆冷、烦躁欲死者，又治干呕吐涎沫者。此症呕吐，多有酸味。

食已吐，胃热沸　食已即吐，其人胃素有热，食复入，两热相冲，不得停留。

黄草汤，下其气　大黄甘草汤治食已即吐。《金匮》云：欲吐者不可下之。又云：食已即吐者，大黄甘草汤下之。何也？曰：病在上而欲吐，宜因而越之。若逆之使下，则必愦乱益甚。若即吐矣，吐而不已，是有升无降，当逆折之。

食不入，火堪畏　王太仆云：食不得入，是有火也。

黄连汤，为经纬　喻嘉言用进退黄连汤，柯韵伯用干姜黄连黄芩人参汤，推之泻心汤亦可借用，以此数汤为经纬。

若呃逆，代赭汇　代赭旋覆汤治噫气，即治呃逆。若久病呃逆，为胃气将绝，用人参一两，干姜、附子各三钱，丁香、柿蒂各一钱，可救十中之一。

癫狂痫第十七

重阳狂，重阴癫　　《内经》云：重阳者狂，重阴者癫。

静阴象，动阳宣　　癫者笑哭无时，语言无序，其人常静。狂者詈骂不避亲疏，其人常动。

狂多实，痰宜蠲　　蠲除顽痰，滚痰丸加乌梅、朱砂治之，生铁落饮、当归承气汤亦妙。

癫虚发，石补天　　磁朱丸是炼石补天手法，骆氏《内经拾遗》用温胆汤。

忽搐搦，痫病然 手足抽掣，猝倒无知，忽作忽止，病有间断，故名曰痫。

五畜状，吐痰涎 肺如犬吠，肝如羊嘶，心如马鸣，脾如牛吼，肾如猪叫，每发必口角流涎。

有生病，历岁年 由母腹中受惊，积久失调，一触而发。病起于有生之初，非年来之新病也。《内经拾遗》用温胆汤，柯韵伯用磁朱丸。

火气亢，芦荟平 火气亢，必以大苦大寒之剂以降之，宜当归芦荟丸。

痰积痼，丹矾穿 丹矾丸能穿入心胞络，导其痰涎从大便而出，然不如磁朱丸之妥当。

三症本，厥阴愆 以上治法，时医习用而不效者，未知其本在于厥阴也。厥阴属风木，与少阳相火同居。厥阴之气逆，则诸气皆逆。气逆则火发，火发则风生。风生则挟木势而害土，土病则聚液而成痰。痰成必归进入心，为以上诸症。

体用变，标本迁 其本阴，其体热。

伏所主，所因先 伏其所主，先其所因。

收散互，逆从连 或收或散，或逆或从，随所利而行之。

和中气，妙转旋 调其中气，使之和平。

自伏所主至此，其小注俱《内经》本文。转旋，言心手灵活也，其要旨在调其中气二句。中气者，土气也。治肝不应，当取阳明，制其侮也。

悟到此，治立痊 症虽可治，而任之不专，亦无如之何矣。

五淋癃闭赤白浊遗精第十八

五淋病，皆热结　淋者，小便痛涩淋漓，欲去不去，欲止不止是也，皆热气结于膀胱。

膏石劳，气与血　石淋下如沙石，膏淋下如膏脂，劳淋从劳力而得，气淋气滞不通、脐下闷痛，血淋瘀血停蓄、茎中割痛。

五淋汤，是秘诀　石淋以此汤煎送发灰、滑石、石首鱼头内石研末。膏淋合萆薢分清饮。气淋加荆芥、香附、生麦芽；不愈，再加升麻或用吐法。劳淋合补中益气汤。血淋加牛膝、郁金、桃仁，入麝香少许温服。

败精淋，加味啜 过服金石药，与老人阳已痿，思色以降其精，以致内败而为淋，宜前汤加萆薢、石菖蒲、菟丝子以导之。

外冷淋，肾气咽 五淋之外，又有冷淋。其症外候恶冷，喜饮热汤，宜加味肾气丸以盐汤咽下。

点滴无，名癃闭 小便点滴不通，与五淋之短缩不同。

气道调，江河决 前汤加化气之药，或吞滋肾丸多效。《孟子》云：若决江河，沛然莫之能御也。引来喻小便之多也。

上窍通，下窍泄 如滴水之器，闭其上而倒悬之，点滴不能下也。去其上闭，而水自通。宜服补中益气汤，再服以手探吐。

外窍开，水源凿 又法：启其外窍，即以开其内窍。麻黄力猛，能通阳气于至阴之地下；肺气主皮毛，配杏仁以降气下达州都，导水必自高原之义也，以前饮加此二味甚效。夏月不敢用麻黄，以苏叶、防风、杏仁等分水煎服，温覆微汗，水即利矣。虚人以人参、麻黄各一两水煎服，神效。

分利多，医便错　　愈利愈闭矣。

浊又殊，窍道别　　淋出溺窍，浊出精窍。

前饮投，精愈涸　　水愈利而肾愈虚矣。

肾套谈，理脾恪　　治浊只用肾家套药，不效。盖以脾主土，土病湿热下注，则小水浑浊。湿胜于热则为白浊，热胜于湿则为赤浊，湿热去则浊者清矣。

分清饮，佐黄蘗　　萆薢分清饮加苍术、白术，再加黄蘗苦以燥湿，寒以除热。

心肾方，随补缀　　六、八味汤丸加龙、牡，肾药也。四君子汤加远志，心药也。心肾之药与前饮间服。

若遗精，另有设 与浊病又殊。

有梦遗，龙胆折 有梦而遗，相火旺也。余每以龙胆泻肝汤送下五倍子丸二钱，多效。张石顽云：肝热则火淫于内，魂不内守，故多淫梦失精。又云：多是阴虚阳扰，其作必在黎明阳气发动之时，可以悟矣。妙香散甚佳。

无梦遗，十全设 无梦而遗，是气虚不能摄精，宜十全大补汤，加龙骨、牡蛎、莲须、五味子、黄蘗，为丸常服。

坎离交，亦不切 时医遇此症，便云心肾不交，用茯神、远志、莲子、枣仁之类，未中病情，皆不切之套方也。

疝气第十九

疝任病，归厥阴　经云：任脉为病，外结七疝，女子带下瘕聚。丹溪专治厥阴者，以肝主筋，又主痛也。

寒筋水，气血寻　寒疝、水疝、筋疝、气疝、血疝。

狐出入，㿉顽麻　狐疝：卧则入腹，立则出腹。㿉疝：大如升斗，顽麻不痛。

专治气，景岳箴　　景岳云：疝而曰气者，病在气也。寒有寒气，热有热气，湿有湿气，逆有逆气，俱当兼用气药也。

五苓散，加减斟　　《别录》以此方加川楝子、木通、橘核、木香，通治诸疝。

茴香料，著医林　　三层茴香丸治久疝，虽三十年之久，大如栲栳，皆可消散。

痛不已，须洗淋　　阴肿核中痛，《千金翼》用雄黄一两、矾石二两、甘草一尺，水一斗，煮二升洗之，如神。

痰饮第二十

痰饮源，水气作　水气上逆，得阳煎熬则稠而成痰，得阴凝聚则稀而成饮。然水归于肾，而受制于脾，治者必以脾肾为主。

燥湿分，治痰略　方书支离不可听。只以燥湿为辨，燥痰宜润肺，湿痰宜温脾，握要之法也。宜参之"虚痨""咳嗽"等篇。或老痰宜王节斋化痰丸，实痰怪症，宜滚痰丸之类。

四饮名，宜斟酌　《金匮》云：其人素盛今瘦，水走肠间，沥沥有声，谓之痰饮。

【注】即今之久咳痰喘是也。饮后水流在胁下，咳唾引痛，谓之悬饮。

【注】即今之停饮胁痛症也。饮水流行，归于四肢，当汗出而不汗出，身体疼重，谓之溢饮。

【注】即今之风水、水肿症也。咳逆倚息，气短不得卧，其形如肿，谓之支饮。

【注】今之停饮喘满不得卧症也。又支饮，偏而不中正也。

参五脏，细量度　四饮犹未尽饮邪之为病也，凡五脏有偏虚之处，而饮留之。言脏不及腑者，腑属阳，在腑则行矣。《金匮》曰：水在心，心下坚筑短气，恶水不欲饮。水在肺，吐涎沫欲饮水。水在脾，少气身重。水在肝，胁下支满，嚏而痛。水在肾，心下悸。

补和攻，视强弱　宜补、宜攻、宜和，视乎病情，亦视乎人之本体强弱而施治也。

十六方，各凿凿　苓桂术甘汤、肾气丸、甘遂半夏汤、十枣汤、大青龙汤、小青龙汤、木防己汤、木防己加茯苓芒硝汤、泽泻汤、厚朴大黄汤、葶苈大枣泻肺汤、小半夏汤、己椒葶苈丸、小半夏加茯苓汤、五苓散、《外台》茯苓饮。

温药和，博返约 《金匮》云：病痰饮者，当以温药和之。忽揭出温药和之四字，即金针之度也。盖痰饮，水病也，水归于肾，而受制于脾；欲水由地中行而归其壑者，非用温药以化气不可也；欲水不泛溢而筑以堤防者，非用温药以补脾不可也。如苓桂术甘汤、肾气丸、小半夏汤、五苓散之类，皆温药也。即如十枣汤之十枚大枣，甘遂半夏汤之半升白蜜，木防己汤之参、桂，葶苈汤之大枣，亦寓温和之意。至于攻下之法，不过一时之权宜，而始终不可离温药之旨也。

阴霾除，阳光灼　饮为阴邪，必使离照当空，而群阴方能退散。余每用参苓术附加生姜汁之类取效。

滋润流，时医错　方中若杂以地黄、麦冬、五味附和其阴，则阴霾冲逆肆空，饮邪滔天莫救矣，即肾气丸亦宜慎用。

真武汤，水归壑　方中以茯苓之淡以导之，白术之燥以制之，生姜之辛以行之，白芍之苦以泄之，得附子本经之药，领之以归其壑。

白散方，窥秘钥　《三因》白散之妙，喻嘉言解之甚详。见于《医门法律·中风门》。

消渴第二十一

消渴症，津液干 口渴不止为上消，治以人参白虎汤。食入即饥为中消，治以调胃承气汤。饮一溲一小便如膏为下消，治以肾气丸。其实皆津液干之病也，赵养葵变其法。

七味饮，一服安 赵养葵云：治消症无分上、中、下，但见大渴、大燥，须六味丸料一斤、肉桂一两、五味子一两，水煎六七碗，恣意冷饮之，睡熟而渴如失矣。白虎、承气汤皆非所治也。

《金匮》法，别三般　能食而渴者，重在二阳论治。以手太阳主津液，足太阳主血也。饮一溲一者，重在少阴论治。以肾气虚不能收摄，则水直下趋，肾气虚不能蒸动，则水不能上济也。不能食而气冲者，重在厥阴论治。以一身中唯肝火最横，燔灼无忌，耗伤津液，而为消渴也。《金匮》论消渴，开口即揭此旨，以补《内经》之未及，不必疑其错简也。

二阳病，治多端　劳伤荣卫，渐郁而为热者，炙甘草汤可用，喻嘉言清燥汤即此汤变甘温为甘寒之用也。热气蒸胸者，人参白虎汤可用，《金匮》麦门冬汤即此汤变甘寒而为甘平之用也。消谷大坚者，麻仁丸加当归、甘草、人参可用，妙在滋液之中攻其坚也。盖坚则不能消水，如以水投石，水去而石自若也。消症属火，内郁之火本足以消水，所饮之水本足以济渴。只缘胃中坚燥，全不受水之浸润，转从火热之势，急走膀胱，故小便愈数而愈坚，愈坚而愈消矣。此论本喻嘉言，最精。

少阴病，肾气寒　饮水多小便少名上消，食谷多而大便坚名食消、亦名中消，上中二消属热。唯下消症饮一溲一，中无火化，可知肾气之寒也，故用肾气丸。

厥阴症，乌梅丸 方中甘、辛、苦、酸并用。甘以缓之，所以遂肝之志也。辛以散之，所以悦肝之神也。苦以降之，则逆上之火顺而下行矣。酸以收之，以还其曲直作酸之本性，则率性而行所无事矣。故此丸为厥阴症之总剂。治此症除此丸外，皆不用苦药，恐苦从火化也。

变通妙，燥热餐 有脾不能为胃行其津液，肺不能通调水道而为消渴者，人但知以清润治之，而不知脾喜燥而肺恶寒。试观泄泻者必渴，此因水津不能上输而惟下泄故尔。以燥脾之药治之，水液上升即不渴矣。余每用理中丸汤倍白术加栝蒌根，神效。

伤寒瘟疫第二十二

伤寒病，极变迁　太阳主一身之表，司寒水之经。凡病自外来者，皆谓伤寒，非寒热之变也。变迁者，或三阳，或三阴，或寒化，或热化，及转属合并之异。

六经法，有真传　太阳寒水，其经主表，编中备发汗诸法。阳明燥金，其经主里，编中备攻里诸法。少阳相火，其经居表里之界，所谓阳枢也，编中备和解诸法。太阴湿土，纯阴而主寒，编中备温补诸法。少阴君火，标本寒热不同，所谓阴枢也，编中寒热二法并立。厥阴风木，木中有火而主热，编中备清火诸法。虽太阳亦有里症，阳明亦有表症，太阴亦有热症，厥阴亦有寒症，而提纲却不在此也。

头项病，太阳编　三阳俱主表，而太阳为表中之表也。论以头痛、项强、发热、恶寒为提纲，有汗宜桂枝汤，无汗宜麻黄汤。

胃家实，阳明编　阳明为表中之里，主里实症，宜三承气汤。论以胃家实为提纲。又鼻干、目痛、不眠为经病。若恶寒、头痛，为未离太阳。审其有

汗、无汗，用桂枝、麻黄法。无头痛、恶寒，但见
壮热、自汗、口渴，为已离太阳，宜白虎汤。仲景
提纲不以此者，凡解表诸法求之太阳，攻里诸法求
之阳明，立法之严也。

眩苦呕，少阳编　少阳居太阳、阳明之界，谓
之阳枢，寒热相杂。若寒热往来于外，为胸胁满烦，
宜大小柴胡汤。若寒热互搏于中，呕吐腹痛，宜黄
连汤。痞满呕逆，宜半夏泻心汤。拒格食不入，宜
干姜黄连人参汤。若邪全入于胆府，下攻于脾为自
利，宜黄芩汤。上逆于胃，利又兼呕，宜黄芩加半
夏生姜汤。论以口苦、咽干、目眩为提纲。

吐利痛，太阴编　太阴湿十，为纯阴之脏，从寒化者多，从热化者少，此经主寒症而言，宜理中汤、四逆汤为主，第原本为王叔和所乱耳。论以腹中满、吐食、自利不渴、手足自温、腹时痛为提纲。

但欲寐，少阴编　少阴居太阴、厥阴之界，谓之阴枢，有寒有热。论以脉微细、但欲寐为提纲。寒用麻黄附子细辛汤、麻黄附子甘草汤及白通汤、通脉四逆汤。热用猪苓汤、黄连鸡子黄汤及大承气汤诸法。

吐蛔渴，厥阴编　厥阴，阴之尽也。阴尽阳生，且属风木，木中有火，主热症而言。论以消渴、气上冲心、心中疼热、饥不欲食、食则吐蛔、下之利不止为提纲，乌梅丸主之。自利下重饮水者，白头翁汤主之。凡一切宜发表法，备之太阳。一切宜攻里法，备之阳明。一切宜和解法，备之少阳。一切宜温补法，备之太阴。一切宜寒凉法，备之厥阴。一切寒热兼用法，备之少阴。此仲景《伤寒论》之六经与《内经·热病论》之六经不同也。

长沙论，叹高坚　仰之弥高，钻之弥坚。

存津液，是真诠　存津液是全书宗旨，善读书者，读于无字处如桂枝汤甘温以解肌养液也；即麻黄汤直入皮毛，不加姜之辛热，枣之甘壅，从外治外，不伤营气，亦养液也；承气汤急下之，不使邪火灼阴，亦养液也；即麻黄附子细辛汤用附子以固少阴之根，令津液内守，不随汗涣，亦养液也；麻黄附子甘草汤以甘草易细辛，缓麻黄于中焦，取水谷之津而为汗，毫不伤阴，更养液也。推之理中汤、五苓散，必啜粥饮。小柴胡汤、吴茱萸汤皆用人参，何一而非养液之法乎？

汗吐下，温清悬　在表宜汗，在胸膈宜吐，在里宜下。寒者温之，热者清之。

补贵当，方而圆　虚则补之。合上为六法。曰方而圆者，言一部《伤寒论》全是活法。

规矩废，甚于今 自王叔和而后，注家多误。然亦是非参半，今则不知《伤寒论》为何物，规矩尽废矣。

二陈尚，九味寻 人皆曰二陈汤为发汗平稳之剂，而不知茯苓之渗，半夏之涩，皆能留邪生热，变成谵语、不便等症。人皆曰九味羌活汤视麻桂二汤较妥，而不知太阳病重，须防侵入少阴。此方中有芩、地之苦寒，服之不汗，恐苦寒陷入少阴，变成脉沉细但欲寐之症；服之得汗，恐苦寒戕伐肾阳，阳虚不能内固，变成遂漏不止之症。时医喜用此方，其亦知此方之流弊，害人匪浅也。

香苏外，平胃临　香苏饮力量太薄，不能驱邪尽出，恐余邪之传变多端。平胃散为燥湿消导之剂，仲景从无燥药发汗之法。且外邪未去，更无先攻其内法。

汗源涸，耗真阴　阴者，阳之家也。桂枝汤之芍药及啜粥，俱是滋阴以救汗源。麻黄汤之用甘草与不啜粥，亦是保阴以救汗源。景岳误认其旨，每用归、地，贻害不少。

邪传变，病日深　治之得法，无不即愈。若逆症、坏症、过经不愈之症，皆误治所致也。

目击者，实痛心　人之死于病者少，死于药者多。今行道人先学利口，以此药杀人，即以此药得名，是可慨也。

医医法，脑后针 闻前辈云，医人先当医医。以一医而治千万人，不过千万人计耳。救一医便救千万人，救千万医便救天下后世无量恒河沙数人耳。余所以于医者脑后，痛下一针。

若瘟疫，治相侔 四时不正之气，及方土异气，病人秽气，感而成病，则为瘟疫。虽有从经络入、从口鼻入之分，而见证亦以六经为据，与伤寒同。

通圣散，两解求 仲师于太阳条，独挈出发热不恶寒而渴为温病，是遵《内经》人伤于寒，则为热病；冬伤于寒，春必病温；先夏至日为病温，后夏至日为病暑之三说也。初时用麻杏甘石汤，在经用白虎加人参汤，入里用承气汤及阳明之茵陈蒿汤，少阴之黄连阿胶汤、猪苓汤，厥阴之白头翁汤等，皆其要药，究与瘟疫之病不同也。瘟疫之病，皆新感乖戾之气而发，初起若兼恶寒者，邪从经络入，用人参败毒散为匡正托邪法。初起若兼胸满口吐黄涎者，邪从口鼻入，用藿香正气散为辛香解秽法。唯防风通圣散面面周到，即初起未必内实，而方中之硝、黄，别有妙用，从无陷邪之害。若读仲师书死于句下者，闻之无不咋舌，而不知其有利无弊也。

六法备，汗为尤　汗、吐、下、温、清、补，为治伤寒之六法。六法中唯取汗为要，以瘟疫得汗则生，不得汗则死。汗期以七日为准，如七日无汗，再俟七日以汗之。又参论中圣法，以吐之、下之、温之、清之、补之，皆所以求其汗也。详于《时方妙用》中。

达原饮，昧其由　吴又可谓病在膜原，以达原饮为首方，创异说以欺人，实昧其病由也。

司命者，勿逐流　医为人之司命，熟读仲圣书而兼临症之多者，自有定识，切不可随波逐流。

妇人经产杂病第二十三

妇人病，四物良　与男子同，唯经前产后异耳。《济阴纲目》以四物汤，加香附、炙草为主，凡经前产后，俱以此出入加减。

月信准，体自康　经水一月一至，不愆其期，故名月信。经调则体自康。

渐早至，药宜凉　血海有热也，宜加味四物汤，加续断、地榆、黄芩、黄连之类。

渐迟至，重桂姜　血海有寒也，宜加味四物汤，加干姜、肉桂之类；甚加附子。

错杂至，气血伤　经来或早或迟不一者，气血虚而经乱也，宜前汤加人参、白术、黄芪之类。

归脾法，主二阳　《内经》云：二阳之病发心脾，有不得隐曲，为女子不月。宜归脾汤。

兼郁结，逍遥长　郁气伤肝，思虑伤脾，宜加味逍遥散。

种子者，即此详　种子必调经，以归脾汤治其源，以逍遥散治其流，并以上诸法皆妙，不必他求。唯妇人体肥厚者，恐子宫脂满，另用二陈汤，加川芎、香附为丸。

经闭塞，禁地黄 闭寒脉实，小腹胀痛，与二阳病为女子不月者不同。虽四物汤为妇科所不禁，而经闭及积瘀实症，宜去地黄之濡滞，恐其护蓄，血不行也。加醋炒大黄二钱、桂一钱、桃仁二钱，服五六剂。

孕三月，六君尝 得孕三月之内，多有呕吐、不食，名恶阻，宜六君子汤。俗疑半夏碍胎，而不知仲师惯用之妙品也。高鼓峰云：半夏合参术为安胎、止呕、进食之上药。

安胎法，寒热商 四物汤去川芎为主。热加黄芩、白术、续断，寒加艾叶、阿胶、杜仲、白术。大抵胎气不安，虚寒者多。庸医以胎火二字惑人，误人无算。

难产者，保生方 横生倒产、浆水太早、交骨不开等症，宜保生无忧散。

开交骨，归芎乡 交骨不开，阴虚故也，宜加味芎归汤。

血大下，补血汤 胎，犹舟也。血，犹水也。水满则舟浮。血下太早，则干涸而胎阻矣，宜当归补血汤加附子三钱。欲气旺则血可速生，且欲气旺而推送有力，加附子者取其性急，加酒所以速芪、归之用也。保生无忧散治浆水未行，此方治浆水过多，加味归芎汤治交骨不开。三方鼎峙，不可不知。

脚小指，艾火炀　张文仲治妇人横产手先出，诸般符药不效，以艾火如小麦大，灸产妇右脚小指头尖，下火立产。

胎衣阻，失笑匡　胎衣不下，宜以醋汤送失笑散三钱，即下。

产后病，生化将　时医相传云：生化汤加减，治产后百病。若非由于停瘀而误用之，则外邪反入于血室，中气反因以受伤，危症蜂起矣。慎之，慎之！

合诸说，俱平常　以上相沿之套法，轻病可愈，治重病则不效。

资顾问，亦勿忘　商治时不与众医谈到此法，反为其所笑。

精而密，长沙室　《金匮要略》第二十卷、第二十一卷、第二十二卷，义精而法密。

妊娠篇，丸散七　《妊娠篇》凡十方：丸散居七，汤居三。盖以汤者，荡也。妊娠以安胎为主，攻补俱不宜骤，故缓以图之，即此是法。

桂枝汤，列第一　此汤表症得之为解肌和营卫，内症得之为化气调阴阳，今人只知为伤寒首方。此于《妊娠篇》列为第一方，以喝醒千百庸医之梦，亦即是法。师云：妇人得平脉，阴脉小弱，其人渴不能食，无寒热，名妊娠，桂枝汤主之。

【注】阴搏阳别为有子，今反云阴脉弱小，是孕只两月，蚀下焦之气，不能作盛势也，过此则不然。妊娠初得，上下本无病，因子室有凝，气溢上下，故但以芍药一味固其阴气，使不得上溢。以桂、姜、甘、枣扶上焦之阳，而和其胃气，但令上焦之阳气充，能御相侵之阴气足矣。未尝治病，正所以治病也。

附半姜，功超轶　时医以半夏、附子坠胎不用，干姜亦疑其热而罕用之，而不知附子补命门之火以保胎，半夏和胃气以安胎，干姜暖土脏使胎易长。俗子不知。

内十方，皆法律 桂枝汤治妊娠，附子汤治腹痛少腹如扇，茯苓桂枝丸治三月余漏下、动在脐上为癥瘕，当归芍药散治怀妊腹中疞痛，干姜人参半夏丸治妊娠呕吐不止，当归贝母苦参丸治妊娠小便难，当归散妊娠常服，白术散妊娠养胎，方方超妙，用之如神。惟妊娠有水气、身重、小便不利、恶寒、起即头眩，用葵子茯苓散不能无疑。

产后篇，有神术 共九方。

小柴胡，首特笔　妊娠以桂枝汤为第一方，产后以小柴胡汤为第一方，即此是法。新产妇人有三病：一者病痉；二者病郁冒；三者大便难。产妇郁冒、脉微弱、呕不能食、大便反坚、但头汗出者，以小柴胡汤主之。

竹叶汤，风痉疾　《金匮》云：产后中风、发热、面正赤、喘而头痛，竹叶汤主之。钱院使注云：中风之下，当有病痉者三字。

【按】庸医于此症，以生化汤加姜、桂、荆芥、益母草之类，杀人无算。

阳旦汤，功与匹　即桂枝汤增加附子，《活人》

以桂枝汤加黄芩者误也。风乘火势，火借风威，灼筋而成痉，宜竹叶汤。若数日之久，恶寒症尚在，则为寒风，宜此汤。二汤为一热一寒之对子。师云：产后风续续数十日不解，头微痛、恶寒、时时有热、心下闷、干呕，汗出虽久，阳旦证续在者，可与阳旦汤。

腹痛条，须详悉　此下八句，皆言腹痛不同，用方各异。

羊肉汤，疗痛谧　痛者，痛之缓也，为虚症。

痛满烦，求枳实　满烦不得卧，里实也，宜枳实芍药散。二味无奇，妙在以麦粥下之。

著脐痛，下瘀吉　腹中有瘀血，著于脐下而痛，宜下瘀血汤。

痛而烦，里热室　小腹痛虽为停瘀，而不大便、日晡烦躁、谵语，非停瘀专症也。血因热裹而不行，非血自结于下，但攻其瘀而可愈也。《金匮》以大承气汤攻热。

攻凉施，毋固必　攻有大承气汤，凉有竹皮大丸、白头翁加甘草阿胶汤。《金匮》云：病解能食，七八日更发热者，此为胃实，大承气汤主之。又云：妇人乳中虚，烦乱呕逆，安中益气，竹皮大丸主之。又云：产后下利虚极，白头翁加甘草阿胶汤主之。

读此，则知丹溪产后以大补气血为主，余以末治之说，为大谬也。

杂病门，还熟读　《金匮》云：妇人之病，以因虚、积冷、结气六字为纲，至末段谓千变万端，总出于阴阳虚实。而独以弦紧为言者，以经阻之始，大概属寒，气结则为弦，寒甚则为紧，以此为主，而参之兼脉可也。

二十方，效俱速

随证详，难悉录

唯温经，带下服　十二癥、九痛、七害、五伤、三痼共三十六种。因经致病，统名曰带下，言病在带脉，非近时赤白带下之说也。温经汤治妇人年五十、前阴下血、暮发热、手掌烦热、腹痛、口干云云。其功实不止此也。

甘麦汤，脏躁服 《金匮》云：妇人脏躁，悲伤欲哭，象如神灵所作，数欠伸，甘麦大枣汤主之。

药到咽，效可卜 闽中诸医，因余用此数方奇效，每缮录于读本之后，亦医风之将转也。余日望之。

道中人，须造福

小儿第二十四

小儿病，多伤寒 喻嘉言曰：方书谓小儿八岁以前无伤寒，此胡言也。小儿不耐伤寒，初传太阳一经，早已身强、多汗、筋脉牵动、人事昏沉，势已极于本经，误药即死，无由见其传经，所以谓其无伤寒也。俗云惊风皆是。

稚阳体，邪易干 时医以稚阳为纯阳，生死关头，开手便错。

凡发热，太阳观　太阳丯身之表，小儿腠理未密，最易受邪。其症头痛、项强、发热、恶寒等小儿不能自明，唯发热一扪可见。

热未已，变多端　喻嘉言曰：以其头摇手动也，而立抽掣之名；以其卒口噤、脚挛急也，而立目斜、心乱、搐搦之名；以其脊强背反也，而立角弓反张之名；造出种种不通名目，谓为惊风。而用攻痰、镇惊、清热之药，投之立死矣。不知太阳之脉起于目内眦、上额交巅入脑、还出别下项，夹脊抵腰中，是以见上诸症。当时若以桂枝汤照法服之，则无余事矣。过此失治，则变为痉症。无汗用桂枝加葛根汤，有汗用桂枝加栝蒌根汤，此太阳而兼阳明之治也。抑或寒热往来，多呕，以桂枝汤合小柴胡汤或单用小柴胡汤，此太阳而兼少阳之治也。

太阳外，仔细看　喻嘉言云：三日即愈为贵，若待经尽方解，必不能耐矣。然亦有耐得去而传他经者，亦有实时见他经之症者，宜细认之。

遵法治，危而安　遵六经提纲之法而求之，详于《伤寒论》。

若吐泻，求太阴　太阴病以吐食、自利、不渴、手足自温、腹时痛为提纲，以理中汤主之。

吐泻甚，变风淫　吐泻不止，则土虚而木邪乘之。《左传》云：风淫末疾。末，四肢之末也。即抽掣挛急之象。

慢脾说，即此寻 世谓慢脾风多死，而不知即太阴伤寒也。有初时即伤于太阴者，有渐次传入太阴者，有误用神曲、麦芽、山楂、萝卜子、枳壳、葶苈、大黄、栝蒌、胆南星等药陷入太阴者。即入太阴，其治同也。如吐泻后，冷汗不止，手足厥逆，理中汤加入附子，或通脉四逆汤、白通汤佐之，此太阴而兼少阴之治也。如吐泻手足厥冷，烦躁欲死，不吐食而吐涎沫，服理中汤不应，宜吴茱萸汤佐之，此太阴而兼厥阴之治也。若三阴热化之证，如太阴腹时痛时止，用桂枝加芍药汤。大便实而痛，用桂枝加大黄汤。少阴之咳而呕渴，心烦不得眠，宜猪苓汤。心中烦、不得卧，宜黄连阿胶汤。厥阴之消渴、气冲、吐蛔、下利，宜乌梅丸。下利后重、喜饮水，用白头翁汤等症亦间有之。熟《伤寒论》者自知，而提纲不在此也。

阴阳证，二太擒　三阳独取太阳，三阴独取太阴，擒贼先擒王之手段也。太阳、阳明、少阳为三阳，太阴、少阴、厥阴为三阴。

千古秘，理蕴深　喻嘉言通禅理，后得异人所授，独得千古之秘。胡卣臣曰：习幼科者，能虚心领会，便可免乎殃咎，若骇为异说，则造孽无极矣。

即痘疹，此传心 痘为先天之毒，伏于命门，因感外邪而发。初起时用桂枝汤等，从太阳以化其气，气化则毒不留，自无一切郁热诸症，何用服连翘、紫草、牛蒡、生地、犀角、石膏、芩、连诸药，以致寒中变症乎？及报点已齐后，冀其浆满，易于结痂而愈，当求之太阴，用理中汤等补中宫土气，以为成浆脱痂之本，亦不赖保元汤及鹿茸、人乳、糯米、桂圆之力也。若用毒药取浆，先损中宫土气，浆何由成？误人不少！此古今痘书所未言，唯张隐庵《侣山堂类辩》微露其机于言外，殆重其道而不

敢轻泄欤？疹症视痘症稍轻，亦须知此法。高士宗
《医学真传》有桂枝汤加金银花、紫草法。

    谁同志，度金针

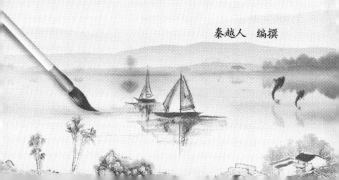

附

难　经

秦越人　编撰

内容简介

　　《难经》的原名为《黄帝八十一难经》。原题秦越人撰。成书约在东汉以前。以假设问答、解释疑难的方式编纂而成。以基础理论为主，亦分析了一些病症。其中 1～22 难论脉；23～29 难论经络；30～47 难论脏腑；48～61 难论病；62～68 难论穴道；69～81 难论针法。全书内容简要，辨析亦颇精微。诊法以"独取寸口"为主，对经络学说和脏腑中命门、三焦等论述则在《内经》的基础上有所发展。为广大中医师及中医院校师生必备。

🌊 第一难

一难曰：十二经皆有动脉，独取寸口，以决五脏六腑死生吉凶之法，何谓也？

然：寸口者，脉之大会，手太阴之脉动也。人一呼脉行三寸，一吸脉行三寸，呼吸定息，脉行六寸。人一日一夜，凡一万三千五百息，脉行五十度，周于身。漏水下百刻，荣卫行阳二十五度，行阴亦二十五度，为一周也，故五十度复会于手太阴。寸口者，五脏六腑之所终始，故法取于寸口也。

第二难

二难曰：脉有尺寸，何谓也？

然：尺寸者，脉之大要会也。从关至尺是尺内，阴之所治也；从关至鱼际是寸内，阳之所治也。故分寸为尺，分尺为寸。故阴得尺内一寸，阳得寸内九分，尺寸终始一寸九分，故曰尺寸也。

第三难

三难曰：脉有太过，有不及，有阴阳相乘，有覆有溢，有关有格，何谓也？

然：关之前者，阳之动也，脉当见九分而浮。过者，法曰太过；减者，法曰不及。遂上鱼为溢，为外关内格，此阴乘之脉也。关之后者，阴之动也，脉当见一寸而沉。过者，法曰太过；减者，法曰不及。遂入尺为覆，为内关外格，此阳乘之脉也，故曰覆溢。是其真脏之脉，人不病而死也。

第四难

四难曰：脉有阴阳之法，何谓也？

然：呼出心与肺，吸入肾与肝，呼吸之间，脾也，其脉在中。浮者阳也，沉者阴也，故曰阴阳也。

心肺俱浮，何以别之？

然：浮而大散者心也；浮而短涩者肺也。

肾肝俱沉，何以别之？

然：牢而长者肝也，按之濡，举指来实者肾也。脾者中州，故其脉在中。是阴阳之法也。

脉有一阴一阳，一阴二阳，一阴三阳；有一阳一阴，一阳二阴，一阳三阴。如此之言，寸口有六脉俱动邪？

然：此言者，非有六脉俱动也，谓浮、沉、长、短、滑、涩。浮者阳也，滑者阳也，长者阳也；沉者阴也，短者阴也，涩者阴也。所谓一阴一阳者，谓脉来沉而滑也，一阴二阳者，谓脉来沉滑而长也，一阴三阳者，谓脉来浮滑而长，时一沉也；所谓一阳一阴者，谓脉来浮而涩也，一阳二阴者，谓脉来长而沉涩也，一阳三阴者，谓脉来沉涩而短，时一浮也。各以其经所在，名病逆顺也。

第五难

五难曰：脉有轻重，何谓也？

然，初持脉，如三菽之重，与皮毛相得者，肺部也。如六菽之重，与血脉相得者，心部也。如九菽之重，与肌肉相得者，脾部也。如十二菽之重，与筋平者，肝部也。按之至骨，举指来疾者，肾部也。故曰轻重也。

第六难

六难曰：脉有阴盛阳虚，阳盛阴虚，何谓也？

然：浮之损小，沉之实大，故曰阴盛阳虚。沉之损小，浮之实大，故曰阳盛阴虚。是阴阳虚实之意也。

第七难

七难曰：经言少阳之至，乍大乍小，乍短乍长；

阳明之至，浮大而短；太阳之至，洪大而长；少阴之至，紧大而长；太阴之至，紧细而长；厥阴之至，沉短而紧。此六者，是平脉邪？将病脉邪？

然：皆王脉也。

其气以何月，各王几日？

然：冬至之后，初得甲子少阳王，复得甲子阳明王，复得甲子太阳王，复得甲子少阴王，复得甲子太阴王，复得甲子厥阴王，王各六十日，六六三百六十日，以成一岁。此三阳三阴之王时日大要也。

🌿 第八难

八难曰：寸口脉平而死者，何谓也？

然：诸十二经脉者，皆系于生气之原。所谓生气之原者，谓十二经之根本也，谓肾间动气也。此五脏六腑之本，十二经脉之根，呼吸之门，三焦之原。一名守邪之神。故气者，人之根本也，根绝则茎叶枯矣。寸口脉平而死者，生气独绝于内也。

🌿 第九难

九难曰：何以别知脏腑之病邪？

然：数者腑也，迟者脏也。数则为热，迟则为寒。诸阳为热，诸阴为寒。故以别知脏腑之病也。

🌱 第十难

十难曰：一脉为十变者，何谓也？

然：五邪刚柔相逢之意也。假令心脉急甚者，肝邪于心也；心脉微急者，胆邪干小肠也；心脉大甚者，心邪自干心也；心脉微大者，小肠邪自干小肠也；心脉缓甚者，脾邪干心也；心脉微缓者，胃邪干小肠也，心脉涩甚者，肺邪干心也；心脉微涩者，大肠邪干小肠也；心脉沉甚者，肾邪干心也；

心脉微沉者，膀胱邪干小肠也。五脏各有刚柔邪，故令一脉辄变为十也。

☙ 第十一难

十一难曰：经言脉不满五十动而一止，一脏无气者，何脏也？

然：人吸者随阴入，呼者因阳出。今吸不能至肾，至肝而还，故短一脏无气者，肾气先尽也。

☙ 第十二难

十二难曰：经言五脏脉已绝于内，用针者反实其外；五脏脉已绝于外，用针者反实其内。内外之绝，何以别之？

然：五脏脉已绝于内者，肾肝气已绝于内也，而医反补其心肺；五脏脉已绝于外者，心肺气已绝于外也，而医反补其肾肝。阳绝补阴，阴绝补阳，是谓实实虚虚，损不足益有余。如此死者，医杀之耳。

ᗡᙦ 第十三难

十三难曰：经言见其色而不得其脉，反得相胜之脉者即死，得相生之脉者，病即自已。色之与脉当参相应，为之奈何？

　　然：五脏有五色，皆见于面，亦当与寸口、尺内相应。假令色青，其脉当弦而急；色赤，其脉浮大而散；色黄，其脉中缓而大；色白，其脉浮涩而短；色黑，其脉沉濡而滑。此所谓五色之与脉，当参相应也。脉数，尺之皮肤亦数；脉急，尺之皮肤亦急；脉缓，尺之皮肤亦缓；脉涩，尺之皮肤亦涩；脉滑，尺之皮肤亦滑。

　　五脏各有声、色、臭、味，当与寸口、尺内相应，其不应者病也。假令色青，其脉浮涩而短，若大而缓为相胜；浮大而散，若小而滑为相生也。经言知一为下工，知二为中工，知三为上工。上工者十全九，中工者十全七，下工者十全六。此之谓也。

第十四难

十四难曰：脉有损至，何谓也？

然：至之脉，一呼再至曰平，三至曰离经，四至曰夺精，五至曰死，六至曰命绝，此至之脉也。何谓损？一呼一至曰离经，再呼一至曰夺精，三呼一至曰死，四呼一至曰命绝，此损之脉也。至脉从下上，损脉从上下也。

损脉之为病奈何？

然：一损损于皮毛，皮聚而毛落；二损损于血脉，血脉虚少，不能荣于五脏六腑；三损损于肌肉，肌肉消瘦，饮食不能为肌肤；四损损于筋，筋缓不能自收持；五损损于骨，骨痿不能起于床。反此者，至脉之病也。从上下者，骨痿不能起于床者死；从下上者，皮聚而毛落者死。

治损之法奈何？

然：损其肺者，益其气；损其心者，调其荣卫；损其脾者，调其饮食，适其寒温；损其肝者，缓其中；损其肾者，益其精。此治损之法也。

脉有一呼再至，一吸再至；有一呼三至，一吸三至；有一呼四至，一吸四至；有一呼五至，一吸五至；有一呼六至，一吸六至；有一呼一至，一吸一至；有再呼一至，再吸一至；有呼吸再至。脉来如此，何以别知其病也？

然：脉来一呼再至，一吸再至，不大不小曰平。一呼三至，一吸三至，为适得病，前大后小，即头痛、目眩，前小后大，即胸满、短气。一呼四至，一吸四至，病欲甚，脉洪大者，苦烦满，沉细者，腹中痛，滑者伤热，涩者中雾露。一呼五至，一吸五至，其人当困，沉细夜加，浮大昼加，不大不小，虽困可治，其有大小者，为难治。一呼六至，一吸六至，为死脉也，沉细夜死，浮大昼死。一呼一至，一吸一至，名曰损，人虽能行，犹当着床，所以然者，血气皆不足故也。再呼一至，再吸一至，呼吸再至，名曰无魂，无魂者当死也，人虽能行，名曰行尸。

上部有脉，下部无脉，其人当吐，不吐者死。上部无脉，下部有脉，虽困无能为害。所以然者，人之有尺，譬如树之有根，枝叶虽枯槁，根本将自生。脉有根本，人有元气，故知不死。

🌊 第十五难

十五难曰：经言春脉弦，夏脉钩，秋脉毛，冬脉石，是王脉邪？将病脉也？

然：弦、钩、毛、石者，四时之脉也。春脉弦者，肝东方木也，万物始生，未有枝叶，故其脉之来濡弱而长，故曰弦。

夏脉钩者，心南方火也，万物之所茂，垂枝布叶，皆下曲如钩，故其脉之来，来疾去迟，故曰钩。

秋脉毛者，肺西方金也，万物之所终，草木华叶，皆秋而落，其枝独在，若毫毛也。故其脉之来轻虚以浮，故曰毛。

冬脉石者，肾北方水也，万物之所藏也，盛冬之时，水凝如石，故其脉之来沉濡而滑，故曰石。此四时之脉也。

如有变奈何？

然：春脉弦，反者为病。

何谓反？

然：其气来实强，是谓太过，病在外；气来虚微，是谓不及，病在内。脉来厌厌聂聂，如循榆叶曰平；益实而滑，如循长杆曰病；急而劲益强，如新张弓弦曰死。春脉微弦曰平，弦多胃气少曰病，但弦无胃气曰死，春以胃气为本。

夏脉钩，反者为病。何谓反？累累如环，如循琅玕曰平；来而益数，如鸡举足者曰病；前曲后居，如操带钩曰死。夏脉微钩曰平，钩多胃气少曰病，但钩无胃气曰死，夏以胃气为本。

秋脉毛，反者为病。何谓反？

然：其气来实强，是谓太过，病在外；气来虚微，是谓不及，病在内。其脉来蔼蔼如车盖，按之益大曰平；不上不下，如循鸡羽曰病；按之萧索，如风吹毛曰死。秋脉微毛曰平，毛多胃气少曰病，但毛无胃气曰死，秋以胃气为本。

　　冬脉石，反者为病。何谓反？

　　然：其气来实强，是谓太过，病在外；气来虚微，是谓不及，病在内。脉来上大下兑，濡滑如雀之喙曰平；啄啄连属，其中微曲曰病；来如解索，去如弹石曰死。冬脉微石曰平，石多胃气少曰病，但石无胃气曰死，冬以胃气为本。

　　胃者，水谷之海，主禀。四时皆以胃气为本，是谓四时之变病，死生之要会也。

　　脾者，中州也，其平和不可得见，衰乃见耳。来如雀之喙，如水之下漏，是脾衰见也。

〰️ 第十六难

十六难曰：脉有三部九候，有阴阳，有轻重，有六十首，一脉变为四时，离圣久远，各自是其法，何以别之？

然：是其病，有内外证。

其病为之奈何？

然：假令得肝脉，其外证善洁，面青，善怒；其内证脐左有动气，按之牢若痛；其病四肢满，闭淋，溲便难，转筋。有是者肝也，无是者非也。

假令得心脉，其外证面赤，口干，喜笑；其内证脐上有动气，按之牢若痛；其病烦心、心痛，掌中热而哕。有是者心也，无是者非也。

假令得脾脉，其外证面黄，善噫，善思，善味；其内证当脐有动气，按之牢若痛；其病腹胀满，食不消，体重节痛，怠堕嗜卧，四肢不收。有是者脾也，无是者非也。

假令得肺脉，其外证面白，善嚏，悲愁不乐，欲哭；其内证脐右有动气，按之牢若痛；其病喘咳，洒淅寒热。有是者肺也，无是者非也。

假令得肾脉，其外证面黑，善恐欠；其内证脐下有动气，按之牢若痛；其病逆气，小腹急痛，泄如下重，足胫寒而逆。有是者肾也，无是者非也。

🐚 第十七难

十七难曰：经言病或有死，或有不治自愈，或连年月不已。其死生存亡，可切脉而知之耶？

然：可尽知也。

诊病若闭目不欲见人者，脉当得肝脉强急而长，而反得肺脉浮短而涩者，死也。

病若开目而渴，心下牢者，脉当得紧实而数，反得沉涩而微者，死也。

病若吐血，复鼽衄血者，脉当沉细，而反浮大而牢者，死也。

病若谵言妄语，身当有热，脉当洪大，而反手足厥逆，脉沉细而微者，死也。

病若大腹而泄者，脉当微细而涩，反紧大而滑者，死也。

第十八难

十八难曰：脉有三部，部有四经，手有太阴、阳明，足有太阳、少阴，为上下部，何谓也？

然：手太阴、阳明，金也；足少阴、太阳，水也。金生水，水流下行而不能上，故在下部也。足厥阴、少阳,木也,生手太阳、少阴火,火炎上而不能下,故为上部。手心主、少阳火,生足太阴、阳明土,土主中宫,故在中部也。此皆五行子母更相生养者也。

脉有三部九候,各何主之?

然:三部者,寸、关、尺也,九候者,浮、中、沉也。上部法天,主胸以上至头之有疾也;中部法人,主鬲以下至脐之有疾也;下部法地,主脐以下至足之有疾也。审而刺之者也。

人病有沉滞久积聚,可切脉而知之耶?

然:诊病在右胁有积气,得肺脉结,脉结甚则积甚，结微则气微。

其外痼疾同法耶？将异也？

诊不得肺脉，而右胁有积气者，何也？

然：肺脉虽不见，右手脉当沉伏。

其外痼疾同法耶？将异也？

然：结者，脉来去时一止，无常数，名曰结也。伏者，脉行筋下也。浮者，脉在肉上行也。左右表里，法皆如此。假令脉结伏者，内无积聚，脉浮结者，外无痼疾，有积聚脉不结伏，有痼疾脉不浮结。为脉不应病，病不应脉，是为死病也。

🌿 第十九难

十九难曰：经言脉有逆顺，男女有恒，而反者，何谓也？

然：男子生于寅，寅为木，阳也；女子生于申，申为金，阴也。故男脉在关上，女脉在关下。是以男子尺脉恒弱，女子尺脉恒盛，是其常也。反者，男得女脉，女得男脉也。

其为病何如？

然：男得女脉为不足，病在内。左得之，病在左，右得之，病在右，随脉言之也。女得男脉为太过，病在四肢。左得之，病在左，右得之，病在右，随脉言之，此之谓也。

🜨 第二十难

二十难曰：经言脉有伏匿。伏匿于何脏而言伏匿邪？

然：谓阴阳更相乘、更相伏也。脉居阴部而反阳脉见者，为阳乘阴也。虽阳脉时沉涩而短，此谓阳中伏阴也。脉居阳部而反阴脉见者，为阴乘阳也。虽阴脉时浮滑而长，此谓阴中伏阳也。

重阳者狂，重阴者癫。脱阳者见鬼，脱阴者

目盲。

🌿 第二十一难

二十一难曰：经言人形病，脉不病，曰生；脉病，形不病，曰死。何谓也？

然：人形病，脉不病，非有不病者也，谓息数不应脉数也。此大法。

🌿 第二十二难

二十二难曰：经言脉有是动，有所生病。一脉变为二病者，何也？

然：经言是动者，气也；所生病者，血也。邪在气，气为是动；邪在血，血为所生病。气主煦之，血主濡之。气留而不行者，为气先病也；血壅而不濡者，为血后病也。故先为是动。后所生病也。

🌾 第二十三难

二十三难曰：手足三阴三阳，脉之度数，可晓以不？

然：手三阳之脉，从手至头，长五尺，五六合三丈。

手三阴之脉，从手至胸中，长三尺五寸，三六一丈八尺。五六三尺，合二丈一尺。

足三阳之脉，从足至头，长八尺，六八四丈八尺。

足三阴之脉，从足至胸，长六尺五寸，六六三丈六尺，五六三尺，合三丈九尺。

人两足蹻脉，从足至目，长七尺五寸，二七一丈四尺，二五一尺，合一丈五尺。

督脉、任脉，各长四尺五寸，二四八尺，二五一尺，合九尺。

凡脉长一十六丈二尺，此所谓经脉长短之数也。

经脉十二，络脉十五，何始何穷也？

　　然：经脉者，行血气，通阴阳，以荣于身者也。其始从中焦，注手太阴、阳明；阳明注足阳明、太阴；太阴注手少阴、太阳；太阳注足太阳、少阴；少阴注手心主少阳；少阳注足少阳、厥阴；厥阴复还注手太阴。

　　别络十五，皆因其原，如环无端，转相灌溉，朝于寸口、人迎，以处百病，而决死生也。

　　经云：明知终始，阴阳定矣。何谓也？

　　然：终始者，脉之纪也。寸口、人迎，阴阳之气通于朝使，如环无端，故曰始也。终者，三阴三阳之脉绝，绝则死。死各有形，故曰终也。

🌼 第二十四难

二十四难曰：手足三阴三阳气已绝，何以为候？可知其吉凶不？

然：足少阴气绝，即骨枯。少阴者，冬脉也，伏行而濡于骨髓。故骨髓不濡，即肉不着骨；骨肉不相亲，即肉濡而却。肉濡而却，故齿长而枯，发无润泽；无润泽者，骨先死。戊日笃，己日死。

足太阴气绝，则脉不营其口唇。口唇者，肌肉之本也。脉不营，则肌肉不滑泽；肌肉不滑泽，则人中满，人中满，则唇反，唇反则肉先死。甲日笃，乙口死。

足厥阴气绝，即筋缩引卵与舌卷。厥阴者，肝脉也。肝者，筋之合也。筋者，聚于阴器而络于舌本。故脉不营，则筋缩急，筋缩急，即引卵与舌；故舌卷卵缩，此筋先死。庚日笃，辛日死。

手太阴气绝，即皮毛焦。太阴者，肺也，行气温于皮毛者也。气弗营，则皮毛焦；皮毛焦，则津液去；津液去，即皮节伤；皮节伤，则皮枯毛折；毛折者，则毛先死。丙日笃，丁日死。

手少阴气绝，则脉不通。脉不通则血不流，血不流则色泽去。故面色黑如黧，此血先死。壬日笃，癸日死。

三阴气俱绝者，则目眩转目瞑；目瞑者，为失志；失志者，则志先死。死，即目瞑也。

六阳气俱绝者，则阴与阳相离。阴阳相离。则腠理泄，绝汗乃出。大如贯珠，转出不流，即气先死。旦占夕死，夕占旦死。

﹌ 第二十五难

二十五难曰：有十二经，五脏六腑十一耳，其一经者，何等经也？

然：一经者，手少阴与心主别脉也。心主与三焦为表里，俱有名而无形，故言经有十二也。

📎 第二十六难

二十六难曰：经有十二，络有十五，余三络者，是何等络也？

然：有阳络，有阴络，有脾之大络。阳络者，阳跷之络也。阴络者，阴跷之络也。故络有十五焉。

📎 第二十七难

二十七难曰：脉有奇经八脉者，不拘于十二经，何也？

然：有阳维，有阴维，有阳跷，有阴跷，有冲，有督，有任，有带之脉。凡此八脉者，皆不拘于经，故曰奇经八脉也。

经有十二，络有十五，凡二十七气，相随上下，何独不拘于经也？

然：圣人图设沟渠，通利水道，以备不虞。天雨降下，沟渠溢满，当此之时，霶霈妄行，圣人不能复图也。此络脉满溢，诸经不能复拘也。

第二十八难

二十八难曰：其奇经八脉者，既不拘于十二经，皆何起何继也？

然：督脉者，起于下极之俞，并于脊里，上至风府，人属于脑。

任脉者，起于中极之下，以上毛际，循腹里，上关元，至喉咽。

冲脉者，起于气冲，并足阳明之经，夹脐上行，至胸中而散也。

带脉者，起于季胁，回身一周。

阳跷脉者，起于跟中，循外踝上行，入风池。

阴跷脉者，亦起于跟中，循内踝上行，至咽喉，交贯冲脉。

阳维、阴维者，维络于身，溢畜不能环流灌溉诸经者也。故阳维起于诸阳会也，阴维起于诸阴交也。

比于圣人图设沟渠，沟渠满溢，流于深湖，故圣人不能拘通也。而人脉隆盛，入于八脉，而不环周，故十二经亦不能拘之。其受邪气，畜则肿热，砭射之也。

🌿 第二十九难

二十九难曰：奇经之为病何如？

然：阳维维于阳，阴维维于阴，阴阳不能自相维，则怅然失志，溶溶不能自收持。阳维为病苦寒热，阴维为病苦心痛。阴跷为病，阳缓而阴急，阳跷为病，阴缓而阳急。冲之为病，逆气而里急。督之为病，脊强而厥。任之为病，其内苦结，男子为七疝，女子为瘕聚。带之为病，腹满，腰溶溶若坐水中。此奇经八脉之为病也。

🌿 第三十难

三十难曰：荣气之行，常与卫气相随不？

然：经言人受气于谷。谷入于胃，乃传与五脏六腑，五脏六腑皆受于气。其清者为荣，浊者为卫，荣行脉中，卫行脉外，营周不息，五十而复大会。阴阳相贯，如环之无端，故知荣卫相随也。

🌿 第三十一难

三十一难曰：三焦者，何禀何生，何始何终？其治常在何许？可晓以不？

然：三焦者，水谷之道路，气之所终始也。上焦者，在心下，下膈，在胃上口，主内而不出，其治在膻中，玉堂下一寸六分，直两乳间陷者是。中焦者，在胃中脘，不上不下，主腐熟水谷。其治在脐傍。下焦者，当膀胱上口，主分别清浊，主出而不内，以传导也。其治在脐下一寸。故名曰三焦，其府在气街。

✿ 第三十二难

三十二难曰：五脏俱等，而心肺独在膈上者，何也？

然：心者血，肺者气。血为荣，气为卫；相随上下，谓之荣卫。通行经络，营周于外，故令心肺在膈上也。

🌿 第三十三难

三十三难曰：肝青象木，肺白象金。肝得水而沉，木得水而浮；肺得水而浮，金得水而沉。其意何也？

然：肝者，非为纯木也，乙角也，庚之柔。大言阴与阳，小言夫与妇。释其微阳，而吸其微阴之气，其意乐金，又行阴道多，故令肝得水而沉也。肺者，非为纯金也，辛商也，丙之柔。大言阴与阳，小言夫与妇。释其微阴，婚而就火，其意乐火，又行阳道多，故令肺得水而浮也。

肺熟而复沉，肝熟而复浮者，何也？故知辛当归庚，乙当归甲也。

第三十四难

三十四难曰：五脏各有声、色、臭、味、液，皆可晓知以不？

然：《十变》言，肝色青，其臭臊，其味酸，其声呼，其液泣；心色赤，其臭焦，其味苦，其声言，其液汗；脾色黄，其臭香，其味甘，其声歌，其液涎；肺色白，其臭腥，其味辛，其声哭，其液涕；肾色黑，其臭腐，其味咸，其声呻，其液唾。是五脏声、色、臭、味、液也。

五脏有七神，各何所藏也？

然：脏者，人之神气所舍藏也。故肝藏魂，肺藏魄，心藏神，脾藏意与智，肾藏精与志也。

第三十五难

三十五难曰：五脏各有所腑，皆相近，而心、肺独去大肠、小肠远者，何也？

然：经言心荣、肺卫，通行阳气，故居在上；大肠、小肠，传阴气而下，故居在下。所以相去而远也。

又诸腑者，皆阳也，清净之处。今大肠、小肠、胃与膀胱，皆受不净，其意何也？

然：诸腑者，谓是非也。经言：小肠者，受盛之腑也；大肠者，传泻行道之腑也；胆者，清净之腑也；胃者，水谷之腑也；膀胱者，津液之腑也。一腑犹无两名，故知非也。

小肠者，心之腑；大肠者，肺之腑；胆者，肝之腑；胃者，脾之腑；膀胱者，肾之腑。

小肠谓赤肠，大肠谓白肠，胆者谓青肠，胃者谓黄肠，膀胱者谓黑肠。下焦之所治也。

✺ 第三十六难

三十六难曰：脏各有一耳，肾独有两者，何也？

然：肾两者，非皆肾也。其左者为肾，右者为命门。命门者，诸神精之所舍，原气之所系也，男子以藏精，女子以系胞。故知肾有一也。

✺ 第三十七难

三十七难曰：五脏之气，于何发起，通于何许，可晓以不？

然：五脏者，常内阅于上七窍也。故肺气通于鼻，鼻和则知香臭矣；肝气通于目，目和则知黑白矣；脾气通于口，口和则知谷味矣；心气通于舌，舌和则知五味矣；肾气通于耳，耳和则知五音矣。

五脏不和，则七窍不能；六腑不和，则留结为痈。

邪在六腑，则阳脉不和；阳脉不和，则气留之；气留之则阳脉盛矣。邪在五脏，则阴脉不和；阴脉不和，则血留之；血留之则阴脉盛矣。阴气太盛，则阳气不得相营也，故曰格。阳气太盛，则阴气不得相营也，故曰关。阴阳俱盛，不得相营也，故曰关格。关格者，不得尽其命而死矣。

经言气独行于五脏，不营于六腑者，何也？

然：夫气之所行也，如水之流，不得息也。故阴脉营于五脏，阳脉营于六腑，如环无端，莫知其纪，终而复始，其不覆溢，人气内温于脏腑，外濡于腠理。

🌿 第三十八难

三十八难曰：脏唯有五，腑独有六者，何也？

然：所以腑有六者，谓三焦也。有原气之别焉，主持诸气，有名而无形，其经属手少阳。此外腑也，故言腑有六焉。

❧ 第三十九难

三十九难曰：经言腑有五，脏有六者，何也？

然：六腑者，正有五腑也。五腑亦有六脏者，谓肾有两脏也。其左为肾，右为命门。命门者，精神之所舍也；男子以藏精，女子以系胞，其气与肾通。故言脏有六也。

腑有五者，何也？

然：五脏各一腑，三焦亦是一腑，然不属于五脏，故言腑有五焉。

✿ 第四十难

四十难曰：经言肝主色，心主臭，脾主味，肺主声，肾主液。鼻者肺之候，而反知香臭；耳者，肾之候，而反闻声。其意何也？

然：肺者，西方金也，金生于巳，巳者南方火，火者心，心主臭，故令鼻知香臭；肾者，北方水也，水生于申，申者西方金，金者肺，肺主声，故令耳闻声。

第四十一难

四十一难曰：肝独有两叶，以何应之？

然：肝者，东方木也。木者，春也。万物始生，其尚幼小，意无所亲，去太阴尚近，离太阳不远，犹有两心，故有两叶，亦应木叶也。

第四十二难

四十二难曰：人肠胃长短，受水谷多少，各几何？

然：胃大一尺五寸，径五寸，长二尺六寸，横屈受水谷三斗五升，其中常留谷二斗，水一斗五升。小肠大二寸半，径八分分之少半，长三丈二尺，受谷二斗四升，水六升三合，合之大半。回肠大四寸，径一寸半，长二丈一尺，受谷一斗，水七升半。广肠大八寸，径二寸半，长二尺八寸，受谷九升三合八分合之一。故肠胃凡长五丈八尺四寸，合受水谷八斗七升六合八分合之一。此肠胃长短，受水谷之数也。

　　肝重四斤四两，左三叶，右四叶，凡七叶，主藏魄。心重十二两，中有七孔三毛，盛精汁三合，主藏神。脾重二斤三两，扁广三寸，长五寸，有散膏半斤，主裹血，温五脏，主藏意。肺重三斤三两，六叶两耳，凡八叶，主藏魂。肾有两枚，重一斤一两，主藏志。

胆在肝之短叶间，重三两三铢，盛精汁三合。胃重二斤二两，纡曲屈，伸长二尺六寸，大一尺五寸，径五寸，盛谷二斗，水一斗五升。小肠重二斤十四两，长三丈二尺，广二寸半，径八分分之少半，左回叠积十六曲，盛谷二斗四升，水六升三合合之大半。大肠重二斤十二两，长二丈一尺，广四寸，径一寸，当脐右回十六曲，盛谷一斗，水七升半。膀胱重九两二铢，纵广九寸，盛溺九升九合。

口广二寸半，唇至齿长九分，齿以后至会厌深三寸半，大容五合。舌重十两，长七寸，广二寸半。咽门重十二两，广二寸半，至胃长一尺六寸。喉咙重十二两，广二寸，长一尺二寸，九节。肛门重十二两，大八寸，径二寸大半，长二尺八寸，受谷九升三合八分合之一。

🍂 第四十三难

四十三难曰：人不食饮，七日死者，何也？

然：人胃中当有留谷二斗，水一斗五升。故平人日再至圊，一行二升半，一日中五升，七日五七三斗五升，而水谷尽矣。故平人不食饮七日而死者，水谷津液俱尽，即死矣。

第四十四难

四十四难曰：七冲门何在？

然：唇为飞门，齿为户门，会厌为吸门，胃为贲门，太仓下口为幽门，大肠、小肠会为阑门，下极为魄门，故曰七冲门也。

第四十五难

四十五难曰：经言八会者，何也？

然：腑会太仓，脏会季胁，筋会阳陵泉，髓会绝骨，血会膈俞，骨会大杼，脉会太渊，气会三焦外一筋直两乳内也。热病在内者，取其会之气穴也。

🌿 第四十六难

四十六难曰：老人卧而不寐，少壮寐而不寤者，何也？

然：经言少壮者，血气盛，肌肉滑，气道通，荣卫之行不失于常，故昼日精，夜不寤也。老人血气衰，肌肉不滑，荣卫之道涩，故昼日不能精，夜不得寐也。故知老人不得寐也。

🎋 第四十七难

四十七难曰：人面独能耐寒者，何也？

然：人头者，诸阳之会也。诸阴脉皆至颈、胸中而还，独诸阳脉皆上至头耳，故令面耐寒也。

🎋 第四十八难

四十八难曰：人有三虚三实，何谓也？

然：有脉之虚实，有病之虚实，有诊之虚实也。脉之虚实者，濡者为虚，牢者为实。病之虚实者，出者为虚，入者为实；言者为虚，不言者为实；缓者为虚，急者为实。诊之虚实者，痒者为虚，痛者为实，外痛内快，为外实内虚，内痛外快，为内实外虚，故曰虚实也。

》。 第四十九难

四十九难曰：有正经自病，有五邪所伤，何以别之？

然：经言忧愁思虑则伤心；形寒饮冷则伤肺；恚怒气逆、上而不下则伤肝；饮食劳倦则伤脾；久坐湿地、强力入水则伤肾。是正经之自病也。

何谓五邪？

然：有中风，有伤暑，有饮食劳倦，有伤寒，有中湿，此谓之五邪。

假令心病，何以知中风得之？

然：其色当赤。何以言之？肝主色，自入为青，入心为赤，入脾为黄，入肺为白，入肾为黑。肝为心邪，故知当赤色。其病身热，胁下满痛，其脉浮大而弦。

何以知伤暑得之？

然：当恶焦臭。何以言之？心主臭，自入为焦臭，入脾为香臭，入肝为臊臭，入肾为腐臭，入肺为腥臭。故知心病伤暑得之，当恶焦臭。其病身热而烦，心痛，其脉浮大而散。

何以知饮食劳倦得之？

然：当喜苦味也。何以言之？脾主味，入肝为酸，入心为苦，入肺为辛，入肾为咸，自入为甘。故知脾邪入心，为喜苦味也。其病身热而体重嗜卧，四肢不收，其脉浮大而缓。

何以知伤寒得之？

然：当谵言妄语。何以言之？肺主声，入肝为呼，入心为言，入脾为歌，入肾为呻，自入为哭。故知肺邪入心，为谵言妄语也。其病身热，洒洒恶寒，甚则喘咳，其脉浮大而涩。

何以知中湿得之？

然：当喜汗出不可止。何以言之？肾主液，入肝为泣，入心为汗，入脾为涎，入肺为涕，自入为唾。故知肾邪入心，为汗出不可止也。其病身热而小腹痛，足胫寒而逆，其脉沉濡而大。

此五邪之法也。

第五十难

五十难曰：病有虚邪、有实邪、有贼邪、有微邪、有正邪，何以别之？

然：从后来者为虚邪，从前来者为实邪，从所不胜来者为贼邪,从所胜来者为微邪,自病者为正邪。何以言之?假令心病,中风得之为虚邪,伤暑得之为正邪,饮食劳倦得之为实邪,伤寒得之为微邪,中湿得之为贼邪。

🦋 第五十一难

五十一难曰:病有欲得温者,有欲得寒者,有欲得见人者,有不欲得见人者,而各不同,病在何脏腑也?

然:病欲得寒,而欲见人者,病在腑也;病欲得温,而不欲见人者,病在脏也。何以言之?腑者阳也,阳病欲得寒,又欲见人;脏者阴也,阴病欲得温,又欲闭户独处,恶闻人声。故以别知脏腑之病也。

第五十二难

五十二难曰:脏腑发病,根本等不?

然:不等也。

其不等奈何?

然:脏病者,止而不移,其病不离其处;腑病者仿佛贲响,上下行流,居处无常。故以此知脏腑根本不同也。

📚 第五十三难

五十三难曰：经言七传者死，间脏者生，何谓也？

然：七传者，传其所胜也。间脏者，传其子也，何以言之？假令心病传肺，肺传肝，肝传脾，脾传肾，肾传心，一脏不再伤，故言七传者死也。间脏者，传其所生也。假令心病传脾，脾传肺，肺传肾，肾传肝，肝传心，是母子相传，竟而复始，如环无端，故曰生也。

❧ 第五十四难

五十四难曰：脏病难治，腑病易治，何谓也？

然：脏病所以难治者，传其所胜也；腑病易治者，传其子也。与七传、间脏同法也。

❧ 第五十五难

五十五难曰：病有积、有聚，何以别之？

然：积者，阴气也；聚者，阳气也。故阴沉而伏，阳浮而动。气之所积名曰积，气之所聚名曰聚。故积者，五脏所生；聚者，六腑所成也。积者，阴气也，其始发有常处，其痛不离其部，上下有所终始，左右有所穷处；聚者，阳气也，其始发无根本，上下无所留止，其痛无常处，谓之聚。故以是别知积聚也。

꒰ 第五十六难

五十六难曰：五脏之积，各有名乎？以何月何日得之？

然：肝之积，名曰肥气，在左胁下，如覆杯，有头足。久不愈，令人发咳逆，痎疟，连岁不已。以季夏戊己日得之。何以言之？肺病传于肝，肝当传脾，脾季夏适王，王者不受邪，肝复欲还肺，肺不肯受，故留结为积。故知肥气以季夏戊己日得之。

心之积名曰伏梁，起齐上，大如臂，上至心下，久不愈，令人病烦心。以秋庚辛日得之。何以言之？肾病传心，心当传肺，肺以秋适王，王者不受邪，心复欲还肾，肾不肯受，故留结为积。故知伏梁以秋庚辛日得之。

脾之积名曰痞气，在胃脘，覆大如盘。久不愈，令人四肢不收，发黄疸，饮食不为肌肤。以冬壬癸日得之。何以言之？肝病传脾，脾当传肾，肾以冬适王，王者不受邪，脾复欲还肝，肝不肯受，故留结为积，故知痃气以冬壬癸日得之。

肺之积名曰息贲，在右胁下，覆大如杯。久不已，令人洒淅寒热，喘咳，发肺壅。以春甲乙日得之。何以言之？以病传肺，肺传肝，肝以春适王，王者不受邪，肺复欲还心，心不肯受，故留结为积。故知息贲以春甲乙日得之。

肾之积名曰贲豚，发于少腹，上至心下，若豚状，或上或下无时。久不已，令人喘逆，骨痿少气。以夏丙丁日得之。何以言之？脾病传肾，肾当传心，心以夏适王，王者不受邪，肾复欲还脾，脾不肯受，故留结为积。故知贲豚以夏丙丁日得之。

此五积之要法也。

⚞ 第五十七难

五十七难曰：泄凡有几？皆有名不？

然：泄凡有五，其名不同。有胃泄，有脾泄，有大肠泄，有小肠泄，有大瘕泄，名曰后重。

胃泄者，饮食不化，色黄。

脾泄者，腹胀满，泄注，食即呕吐逆。

大肠泄者，食已窘迫，大便色白，肠鸣切痛。

小肠泄者，溲而便脓血，少腹痛。

大瘕泄者，里急后重，数至圊而不能便，茎

中痛。

此五泄之要法也。

🌾 第五十八难

五十八难曰：伤寒有几？其脉有变不？

然：伤寒有五，有中风、有伤寒、有湿温、有热病、有温病，其所苦各不同。中风之脉，阳浮而滑，阴濡而弱；湿温之脉，阳濡而弱，阴小而急；伤寒之脉，阴阳俱盛而紧涩；热病之脉，阴阳俱浮，浮之而滑，沉之散涩；温病之脉，行在诸经，不知何经之动也，各随其经所在而取之。

伤寒有汗出而愈，下之而死者；有汗出而死，下之而愈者，何也？

然：阳虚阴盛，汗出而愈，下之即死；阳盛阴虚，汗出而死，下之而愈。

寒热之病，候之如何也？

然：皮寒热者，皮不可近席，毛发焦，鼻槁，不得汗；肌寒热者，肌痛，唇舌槁，无汗；骨寒热者，病无所安，汗注不休，齿本槁痛。

❧ 第五十九难

五十九难曰：狂癫之病，何以别之？

然：狂疾之始发，少卧而不饥，自高贤也，自辨智也，自贵倨也，妄笑、好歌乐、妄行不休是也。巅疾始发，意不乐、僵仆直视。其脉三部阴阳俱盛是也。

🌿 第六十难

六十难曰：头心之病，有厥痛，有真痛，何谓也？

然：手三阳之脉，受风寒，伏留而不去者，则名厥头痛，入连在脑者名真头痛。其五脏气相干，名厥心痛。其痛甚，但在心，手足青者，即名真心痛。其真头心痛者，旦发夕死，夕发旦死。

第六十一难

六十一难曰：经言望而知之谓之神，闻而知之谓之圣，问而知之谓之工，切脉而知之谓之巧。何谓也？

然：望而知之者，望见其五色，以知其病。闻而知之者，闻其五音，以别其病。问而知之者，问其所欲五味，以知其病所起所在也。切脉而知之者，诊其寸口，视其虚实，以知其病，病在何脏腑也。经言以外知之曰圣，以内知之曰神，此之谓也。

第六十二难

六十二难曰：脏井荥有五，腑独有六者，何谓也？

然：肺者，阳也。三焦行于诸阳，故置一俞，名曰原。腑有六者，亦与三焦共一气也。

第六十三难

六十三难曰：《十变》言，五脏六腑荥合，皆以井为始者，何也？

然：井者，东方春也，万物之始生。诸蚑行喘息，蜎飞蠕动，当生之物，莫不以春生。故岁数始于春，日数始于甲，故以井为始也。

🌊 第六十四难

六十四难曰：《十变》又言，阴井木，阳井金；阴荥火，阳荥水；阴俞土，阳俞木；阴经金，阳经火；阴合水，阳合土。阴阳皆不同，其意何也？

然：是刚柔之事也。阴井乙木，阳井庚金。阳井庚，庚者，乙方刚也；阴井乙，乙者，庚之柔也。乙为木，故言阴井木也。庚为金，故言阳井金也。余皆仿此。

🌿 第六十五难

六十五难曰：经言所出为井，所入为合。其法奈何？

然：所出为井，井者，东方春也，万物之始生，故言所出为井也；所入为合，合者，北方冬也，阳气入藏，故言所入为合也。

🌿 第六十六难

六十六难曰：经言肺之原，出于太渊；心之原，出于大陵；肝之原，出于太冲；脾之原，出于太白；

肾之原，出于太溪；少阴之原，出于兑骨；胆之原，出于丘墟；胃之原，出于冲阳；三焦之原，出于阳池；膀胱之原，出于京骨；大肠之原，出于合谷；小肠之原，出于腕骨。十二经皆以输为原者，何也？

　　然：五脏输者，三焦之所行，气之所留止也。

　　三焦所行之输为原者，何也？

　　然：脐下肾间动气者，人之生命也，十二经之根本也，故名曰原。三焦者，原气之别使也，主通行三气，经历于五脏六腑。原者，三焦之尊号也，故所止辄为原。五脏六腑之有病者，皆取其原也。

🎗️ 第六十七难

六十七难曰：五脏募皆在阴，而俞皆在阳者，何谓也？

然：阴病行阳，阳病行阴。故令募在阴，输在阳。

🎗️ 第六十八难

六十八难曰：五脏六腑，皆有井荥输经合，皆何所主？

然：经言所出为井，所流为荥，所注为输，所行为经，所入为合。井主心下满，荥主身热，输主体重节痛，经主喘咳寒热，合主逆气而泄。此五脏六腑井荥输经合所主病也。

🌿 第六十九难

六十九难曰：经言虚者补之，实者泻之，不实不虚以经取之。何谓也？

然：虚者补其母，实者泻其子，当先补之，然后泻之。不实不虚，以经取之者，是正经自生病，不中他邪也，当自取其经，故言以经取之。

第七十难

七十难曰：春夏刺浅，秋冬刺深者，何谓也？

然：春夏者，阳气在上，人气亦在上，故当浅取之；秋冬者，阳气在下，人气亦在下，故当深取之。

春夏各致一阴，秋冬各致一阳者，何谓也？

然：春夏温，必致一阴者，初下针沉之至肾肝之部，得气，引持之阴也。秋冬寒，必致一阳者，初内针，浅而浮之至心肺之部，得气，推内之阳也。是谓春夏必致一阴，秋冬以致一阳。

第七十一难

七十一难曰：经言刺荣无伤卫，刺卫无伤荣，何谓也？

然：针阳者，卧针而刺之；刺阴者，先以左手摄按所针荣输之处，气散乃内针。是为刺荣无伤卫，刺卫无伤荣。

第七十二难

七十二难曰：经言能知迎随之气，可令调之；调气之方，必在阴阳。何谓也？

然：所谓迎随者，知荣卫之流行，经脉之往来也。随其逆顺而取之，故曰迎随。调气之方，必在阴阳者，知其内外表里，随其阴阳而调之，故曰调气之方，必在阴阳。

第七十三难

七十三难曰：诸井者，肌肉浅薄，气少不足使也，刺之奈何？

然：诸井者，木也，荥者，火也。火者，木之子，当刺井者，以荥泻之，故经言补者不可以为泻，泻者不可以为补，此之谓也。

☘ 第七十四难

七十四难曰：经言春刺井，夏刺荥，季夏刺输，秋刺经，冬刺合者，何谓也？

然：春刺井者，邪在肝；夏刺荥者，邪在心；季夏刺输者，邪在脾；秋刺经者，邪在肺；冬刺合者，邪在肾。

其肝、心、脾、肺、肾，而系于春、夏、秋、冬者，何也？

然：五脏一病，辄有五也。假令肝病，色青者肝也，臊臭者肝也，喜酸者肝也，喜呼者肝也，喜泣者肝也。其病众多，不可尽言也。四时有数，而并系于春夏秋冬者也。针之要妙，在于秋毫者也。

❧ 第七十五难

七十五难曰：经言东方实，西方虚，泻南方，补北方，何谓也？

然：金、木、水、火、土，当更相平，东方木也，西方金也。木欲实，金当平之；火欲实，水当平之；土欲实，木当平之；金欲实，火当平之；水欲实，土当平之。东方肝也，则知肝实；西方肺也，则知肺虚。泻南方火，补北方水。南方火，火者木之子也；北方水，水者，木之母也。水胜火，子能令母实，母能令子虚，故泻火补水，欲令金得平木也。经曰：不能治其虚，何问其余。此之谓也。

〰️ 第七十六难

七十六难曰：何谓补泻？当补之时，何所取气，当泻时，何所置气？

然：当补之时，从卫取气；当泻之时，从荣置气。其阳气不足，阴气有余，当先补其阳，而后泻其阴；阴气不足，阳气有余，当先补其阴，而后泻其阳。荣卫通行，此其要也。

第七十七难

七十七难曰：经言上工治未病，中工治已病者，何谓也？

然：所谓治未病者，见肝之病，则知肝当传之于脾，故先实其脾气，无令得受肝之邪，故曰治未病焉。中工者，见肝之病，不晓相传，但一心治肝，故曰治已病也。

第七十八难

七十八难曰：针有补泻，何谓也？

　　然：补泻之法，非必呼吸出内针也。知为针者，信其左；不知为针者，信其右。当刺之时，先以左手压按所针荥俞之处，弹而努之，爪而下之，其气之来，如动脉之状，顺针而刺之。得气，因推而内之，是谓补；动而伸之，是谓泻。不得气，乃与男外女内；不得气，是为十死不治也。

🌾 第七十九难

　　七十九难曰：经言迎而夺之，安得无虚？随而济之，安得无实？虚之与实，若得若失；实之与虚，若有若无。何谓也？

然：迎而夺之者，泻其子也；随而济之者，补其母也。假令心病，泻手心主俞，是谓迎而夺之者也；补手心主井，是谓随而济之者也。所谓实之与虚者，牢濡之意也。气来实牢者为得，濡虚者为失，故曰若得、若失也。

🌿 第八十难

八十难曰：经言有见如入，有见如出者，何谓也？

然：所谓有见如入、有见如出者，谓左手见气来至，乃内针，针入见气尽，乃出针。是谓有见如入、有见如出也。

💮 第八十一难

八十一难曰：经言无实实虚虚，损不足而益有余。是寸口脉耶？将病自有虚实耶？其损益奈何？

然：是病，非谓寸口脉也。谓病自有虚实也。假令肝实而肺虚，肝者木也，肺者金也，金木当更相平，当知金平木。假令肺实而肝虚，微少气，用针不补其肝，而反重实其肺，故曰实实虚虚，损不足而益有余。此者中工之所害也。

附

一、古今重量换算

（一）古秤以黍、铢、两、斤计量而无分名

汉、晋：1斤＝16两；　　宋代：1斤＝16两；

　　　　1两＝4分；　　　　　　1两＝10钱；

　　　　1分＝6铢；　　　　　　1钱＝10分；

　　　　1铢＝10黍。　　　　　　1分＝10厘；

　　　　　　　　　　　　　　　　1厘＝10毫。

元、明、清沿用宋制，很少变动。

古代药物质量与市制、法定计量单位换算表解

时代	古代用量	折合市制	法定计量
秦代	一两	0.5165 市两	16.14 克
西汉	一两	0.5165 市两	16.14 克
东汉	一两	0.4455 市两	13.92 克
魏晋	一两	0.4455 市两	13.92 克
北周	一两	0.5011 市两	15.66 克
隋唐	一两	0.0075 市两	31.48 克
宋代	一两	1.1936 市两	37.3 克
明代	一两	1.1936 市两	37.3 克
清代	一两	1.194 市两	37.31 克

注：以上换算数据系近似值。

（二）市制（十六进制）重量与法定计量的换算

1 斤（16 市两）＝0.5 千克＝500 克

1 市两＝31.25 克

1 市钱＝3.125 克

1 市分＝0.3125 克

1 市厘＝0.03125 克

（注：换算时的尾数可以舍去）

（三）其他与重量有关的名词及非法定计量

古方中"等分"的意思是指各药量的数量多少

全相等，大多用于丸、散剂中，在汤剂、酒剂中很少使用。其中，1 市担 = 100 市斤 = 50 千克，1 公担 = 2 担 = 100 千克。

二、古今容量换算

（一）古代容量与市制的换算

古代容量与市制、法定计量单位换算表解

时代	古代用量	折合市制	法定计量
秦代	一升	0.34 市升	0.34 升
西汉	一升	0.34 市升	0.34 升

时代	古代用量	折合市制	法定计量
东汉	一升	0.20 市升	0.20 升
魏晋	一升	0.21 市升	0.21 升
北周	一升	0.21 市升	0.21 升
隋唐	一升	0.58 市升	0.58 升
宋代	一升	0.66 市升	0.66 升
明代	一升	1.07 市升	1.07 升
清代	一升	1.0355 市升	1.0355 升

注：以上换算数据仅系近似值。

（二）市制容量单位与法定计量单位的换算

市制容量与法定计量单位的换算表解

市制	市撮	市勺	市合
换算		10 市撮	10 市勺
法定计量	1 毫升	1 厘升	1 公升
市制	市升	市斗	市石
换算	10 市合	10 市升	10 市斗
法定计量	1 升	10 升	100 升

（三）其他与容量有关的非法定计量

如刀圭、钱匕、方寸匕、一字等。刀圭、钱匕、方寸匕、一字等名称主要用于散剂。方寸匕，作匕正方一寸，以抄散不落为度；钱匕是以汉五铢钱抄取药末，以不落为度；半钱匕则为抄取一半；一字即以四字铜钱作为工具，药末遮住铜钱上的一个字的量；刀圭即十分之一方寸匕。

1 方寸匕 ≈ 2 克（矿物药末）≈ 1 克（动植物药末）≈ 2.5 毫升（药液）

1 刀圭 ≈ 1/10 方寸匕

1 钱匕 ≈ 3/5 方寸匕

图书在版编目（CIP）数据

医学三字经／（清）陈修园著. —太原：山西科学技术出版社，2017.5（2018.11重印）

ISBN 978-7-5377-5277-0

Ⅰ. ①医… Ⅱ. ①陈… Ⅲ. ①《医学三字经》Ⅳ. ①R24

中国版本图书馆 CIP 数据核字（2017）第 038571 号

校注者：梁宝祥　刘会峰　颜帅　石光　王艳丽　王雅琴

医学三字经

出 版 人：赵建伟		网址：www.sxkjcbs.com	
著　者：（清）陈修园		微信：sxkjcbs	
责任编辑：王　璇		开本：787mm×1092mm　1/96	
封面设计：杨宇光		印张：2.625	
出版发行：山西科学技术出版社		字数：57 千字	
编辑部电话：0351-4922135		版次：2017 年 5 月第 1 版	
发行电话：0351-4922121		印次：2018 年 11 月第 2 次印刷	
经　销：各地新华书店		印数：5 001-7 000 册	
印　刷：运城日报印刷厂		书号：ISBN 978-7-5377-5277-0	
		定价：10.00 元	

本社常年法律顾问：王葆柯

如发现印、装质量问题，影响阅读，请与发行部联系调换。